U0049982

打敗糖尿病

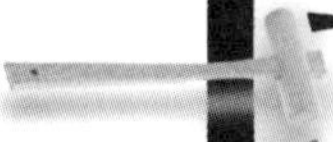

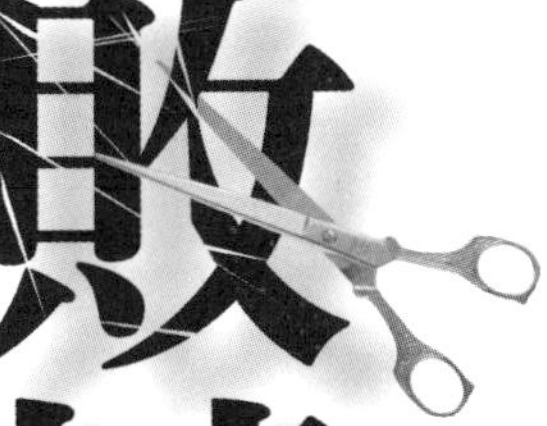

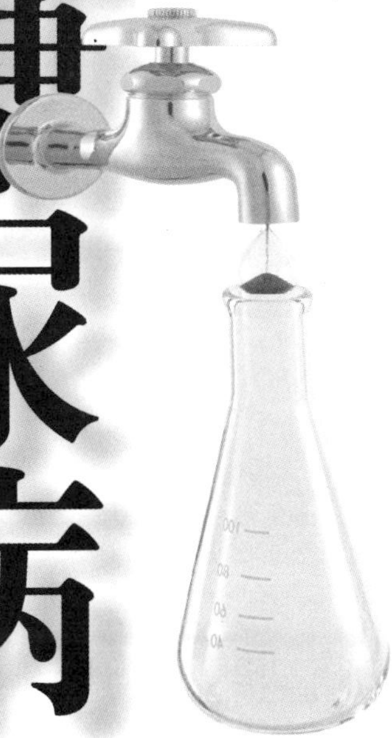

裴駒◎著

致　謝

致謝

謹以此書送給我的家人、醫院及母校——沒有他們就沒有我。

另外，在此尤要感謝的是三軍總醫院糖尿病衛教中心、藥局、心臟科曹殿萍醫師、眼科葉慶豐醫師、整形外科鄭天宇醫師及沙鹿光田醫院蘇矢立醫師提供資料。

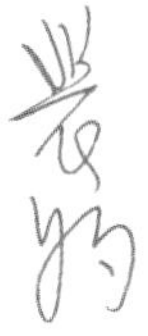

謹識

自序

最近《聯合報》上的一篇文章，在報紙上的一個不起眼的角落，報導了台灣糖尿病近十年來的變化。其中糖尿病人口數目增加、糖尿病的死亡率增加等等，都是在意料之中。但其中的一段話，提到台灣糖尿病病友的死亡率，是英國人的四倍，深深的震撼了我。不禁自問，身為糖尿病科的醫師，難道我們只能做這麼多嗎？我們有沒有責任呢？這些問題，一直縈繞在心中，揮之不去，而埋下了一顆種子！

回顧筆者幼年，生長於一個極端平凡的家庭，父母親都是老師。從小父母親的教育除了關愛之外，還給我們小孩很多的空間。因此當二十二年前讀醫學院時，心中並沒有背負著家庭的期望，諸如要賺很多錢、要光耀門楣等等壓力。在這種背景之下，在醫學院畢業之後，我才能夠選擇自己喜歡的科別、醫

自序

院，而不受世俗或是家庭壓力的影響；我也才能夠在日後的行醫行業中，站在了一個比較接近病人的立場來考量很多事情。

雖然在社會上面，醫師是一種非常特殊的行業。但我看病時，從不覺得醫師應該高高在上。相反的，我會儘量的告訴我自己，我們是應該要幫助病人的，應該儘量的放下身段，有問必答。也正因如此，當我用這種心情去接近我的病人時，我開始感受到某些病人們的沮喪、困難與挫折，也就興起了我想為病友們，做更多事情的念頭。

同時，在行醫十五年之後，也逐漸看出很多臨床上的問題；看出很多醫師在書本上讀的知識，與病人所受的治療及病人對疾病的認知中間有很大的差距。我深深的感到挫折。因為在門診或住院短短的時間中，無法跟病人一一詳細的解釋糖尿病的可怕，而縱使我有時間講，大概也只有一部分的病人，會認真的去瞭解，並且照著我的建議去做。此時，我很希望有家屬在旁，因為家屬較客觀且會幫著醫師一起去解決病人的問題。

這些，就是我想要寫這本書的動機——為了我們糖尿病的病友，多做一些事情。

因為這本書的主要對象，是我們糖尿病的病友及家屬，而非專業人士。因此，在本書中，若是遇到一些專有名詞、醫學術語，我會選擇犧牲掉專業性，儘量地口語化，讓一般的病人一看就能瞭解、吸收，然後加以運用照顧自己的糖尿病。舉例來說，「洗腎」一詞在醫學上應該稱之為「血液透析」。但因為要讓一般人能瞭解，還是選擇了「洗腎」這個名詞。

對於藥物的介紹，本書花了很多篇幅，主要是因為我覺得藥物治療非常的重要，再加上藥物有其副作用，因此，讓我們的病友瞭解愈多，他們就愈能照顧自己！如此才更能真正的解決一些問題。

雖然本書有分章節段落。但在敘述某些特殊問題的段落上面，我仍會儘量的試著加上一個標題，目的是讓我們的病友查詢方便。

另外，本書為了要讓病友們能夠更深一層的體會到各種的併發症，因此舉了很多病例。這些病例，基本上都是真實的病情。當然，我把名字改過來了。在各個案例之後，有更進一步的說明這些併發症的細節部分。

自序

撰寫本書期間，由於醫院的醫療、研究及教學工作，還是必須持續進行。因此實在很忙，但寫得好、寫不好，終究還是寫完了！若是有錯誤的地方，尚祈我的老師們，各位先進前輩及病友們，不吝指正！若是能有機會再版的話，會把這些寶貴的意見，放入書中的！

最後，在結束之前，講個小故事！有一次，在看門診時，遇到一位護士小姐，在一旁一直沒有辦法靜下心來，抱怨連連：「這些病人真煩，連建保卡都沒有準備好……。」、「抽了那麼多次的血了，連抽血的地方在哪裡都不知道……」、「這麼簡單的問題還要問！」其實我比她還要忙，但我仍舊笑著問她：「作我們這一行，不就是這樣子嗎？」是的，這就是我們的行業，我瞭解它，我喜愛它。我沒有後悔走上這一行，因為我可以幫助人！

謹識

目錄

目錄

目錄

目錄

前言

你曾去過醫院的急診室嗎？若你在那裡靜坐一會兒，你會發現，好像人生的悲歡離合，都擠壓在那狹小的空間裡了！在那些川流不息的病人中，有些人痊癒而回家了，有些人卻在此踏上一條不歸路，結束了寶貴的生命！

你曾去過醫院的急診室嗎？若是你在那裡靜靜坐上一會兒，你會發現，好像人生的悲歡離合，都擠壓在那狹小的空間裡了！在那些川流不息的病人中，有些人痊癒而回家了，有些人卻在此踏上一條不歸路，結束了寶貴的生命！這是一個很嚴肅的場面，裡面所蘊藏的問題、人生哲理，值得我們去深思，但因為死亡的關係，大部分的人卻從來不敢去想這些事！若是我們靜下心來，問問看自己，我們以後會怎樣的走完我們生命中最後的一段路呢？也許不會在急診室，是換成在病房、或是在路邊，還是在家中呢？

若是想過，你就可能瞭解到，很多悲劇是可以避免的，也許是多戴一頂安全帽、也許是多綁了一下安全帶、也許是血壓早幾年控制、也許是定期做健康檢查，這些悲劇就不會，或延後發生了！這些可以做、應該做的事情，有太多太多的人忽略掉了。他們總認為這些是老生常談、認為該做的事不做，碰碰看運氣，我不會那麼倒楣吧？這些以急診室為生命終點站的人，他們在出問題的前一天，絕對想不到事情會這樣發展！

身為醫師，看到這種情況每天在急診室上演，往往有著極深的無力感！我

前言

們能夠救多少人呢？即使是自己的病人，有很多都不是完全照著我們告訴他的方法去控制自己的疾病，更何況那些不是我們病人的人、或是從來不來看病的人呢？

也許下面這個統計數字，會更進一步的讓我們接近事情的核心。在台灣的糖尿病患者大約有五十八萬，這等於每二十五個人之中，就有一位是糖尿病的患者。想想看，我們所認識的親戚朋友中，一定有人是糖尿病的受害者！

糖尿病對我們健康的傷害，大家都應該耳熟能詳，但有太多太多的病友常會說：「沒有什麼不舒服啦！」、「某人的朋友，開始服用某些祕方啦！現在血糖控制不錯！」、「醫師，我不要吃藥，因為我的朋友說藥越吃越嚴重，要少吃藥！」，總天真的認為所謂的糖尿病併發症，是發生在別人身上的，與我無關！往往因此耽誤了控制的時機，等到有一天有症狀了，就來不及了。當這些病人中風、心肌梗塞時，他們是否會想到，要是早點控制好血糖，也許就沒有這一天了呢？我們可以不要讓這種情形發生在你、我的親戚朋友身上，只要能夠多瞭解認識一下糖尿病，就可以讓自己或自己的親朋好友過著更好的生活！

若把糖尿病當成一個敵人的話，它是一個可怕的對手；若是把它當成一個研究的對象的話，它非常的有趣，但若想到它所帶給人類的痛苦的話，你會恨它恨得牙癢癢的！

想像一下，如你時值黃金年華，卻突然有醫生告訴你說，你這一輩子需要每天吃藥、打針，定期驗血糖，否則會有很嚴重的後果發生的話，你會不會感到憤怒及無助？這種情形，不是故事，而是每天都在醫院裡面發生的真實情節！所以我們要正視這個問題，目前的逃避，只會給以後帶來更多的痛苦！

「知己知彼、百戰百勝」是戰勝糖尿病的唯一法則！

1

糖尿病的歷史

糖尿病的歷史，非常有趣！

大概自人類有歷史以來，就有糖尿病了。人類對於糖尿病的研究，跟其他的科學一樣，也是順著「發現——忽略——重發現」的循環。因之，對糖尿病進行瞭解和研究可大致分為四期：古代、診斷、實驗及現代。

⊕ 誰發現了糖尿病？

糖尿病的歷史，非常有趣！

在一九二〇年以前，糖尿病基本上是個「絕症」，罹患糖尿病，不啻等於宣布死刑。在當時雖然有許多偏方，其中包括用一些草藥、礦物質或甚至是禁食的方法。雖然可以降低血糖，但其效果非常有限。有一位美國的女病人，在她的日記裡，曾經提及其禁食的經驗及痛苦。所謂的禁食，不但是吃得很少，而且大多是流質。不僅人越來越消瘦，就連下床的力氣都沒有了；即使這樣，到最後還是只能屈服於命運，走向死亡。禁食的痛苦，實非一般人所能忍受的，但更糟糕的是，死亡是唯一的路。

同一時間，在英國有位Robin Lawrence醫生，當他知道自己患有糖尿病，便為自己安排了行程，希望在生命結束之前，能夠暢遊歐洲一趟。還好，此時他趕上了胰島素的發明，因此不但健康的存活了下來，後來還在倫敦的國王大學醫學院建立了糖尿病專門門診，與英國的糖尿病學會。

大概自人類有歷史以來，就有糖尿病史了。人類對於糖尿病的研究，跟其他的科學一樣，也是順著「發現——忽略——重發現」的循環。人類對於糖尿病的整個瞭解和研究可大致分為四期：古代、診斷、實驗及現代。

糖尿病的歷史

第一期：古代

紀元前一五五〇年，埃及人用草紙記錄了一種病，病人有著多尿的現象。這是目前有關於糖尿病的最早記錄。

在二世紀時，希臘人Aretaeus首先使用Diabetus這個名詞來描述尿多的病人，這個字在拉丁文中是指多尿的意思。於是糖尿病的英文名字的第一個字，由此誕生。

三、四百年後，中國人對於糖尿病有了更進一步的觀察與描述。根據中國古醫書的記載，糖尿病在當時被叫做「消渴症」。建議的治療方法是：禁吃穀類、鹽分高的食物，及禁慾。以現在的眼光來看，這些方式有著部分成效，並不完全是無稽之談！但東方民族對糖尿病的貢獻，則到此為止。說起來頗令人失望，之後的研究發展主流，則全在歐洲及美洲了。

第二期：診斷期

在診斷期中，對於糖尿病的研究，主要在於如何利用現代科學方法，做更進一步的觀察及描述。其中，有一位瑞士的醫生發現，糖尿病病人的尿液在乾了之後，有著糖分的結晶。至此，這才確定了尿中有甜味的原因。

接著，另一位英國醫生Dobson更進一步觀察到，糖尿病病人的血液正如同病人的尿一樣，有著甜的味道，因此他認為，尿中的糖，是由血中而來。

之後幾年，Rollo醫生使用Mellitus這個拉丁文，去表明糖尿病的病人他們的尿是甜的，因為Diabetus之意單純的指尿多，可以同時指糖尿病或尿崩症，因此他用Mellitus這個字來區別這兩種不同的病。至此，糖尿病的英文病名完全成形、確定，且一直沿用到現在。雖知道是「甜尿」，但在當時，對於糖尿病的病因，仍是眾說紛紜，不知道為何小便中有糖分，有人認為是局部的腎臟問題，有的則認為是一種全身性的疾病。

第三期：實驗期

實驗期主指十九世紀。在這段時間不只是糖尿病，其他許許多多病的研究都在此時期獲得了蓬勃的發展。跟上一階段一樣，糖尿病的進展，多發生在歐洲。這些包括了對胰臟功能進一步的瞭解、對糖尿病所引起的酮酸中毒有了第一次的記錄……等等。

很多問題，在現在看來是很簡單的，但在當時想要瞭解這些問題，卻是相當困難的。例如，最簡單的一個問題「胰臟有什麼功能呢？」，這在當時是不清楚的，為了尋找這個問題的答案，俄國的醫師Minkowski做了一個很簡單的實驗，他將一隻狗的胰臟拿掉，觀察會發生什麼事情。結果發現，這隻狗有了糖尿病的標準症狀！至此，才確定了胰臟與胰島素間的關係。

第四期：現代期

一九二一年，加拿大多倫多大學醫學院的實習醫師Best跟他同寢室的同事，為了要決定誰去幫他們的教授Banting（見圖1.1）做糖尿病的實驗，用丟錢幣的方式來決定。結果，Best因命運之神的眷顧，得到了這個機會！在這段期間，歐洲亦有些團體在進行胰島素的實驗，但是，將動物的胰臟打碎後以萃取胰島素的方式，受限於「純化技術」的不良，因此在注入人體時，同時將許多雜質一起帶入人體，而引起嚴重的排斥反應，這包括了發燒、甚至休克。

因此在剛開始時，Best的實驗並不順利，他們的病人或多或少會有這些過敏性的反應，比起其他的研究小組，實在高明不到哪裡去。這一點一直都沒有辦法突破，在經過不斷的研究與純化胰島素，一九二二年一月二十三日，他們替

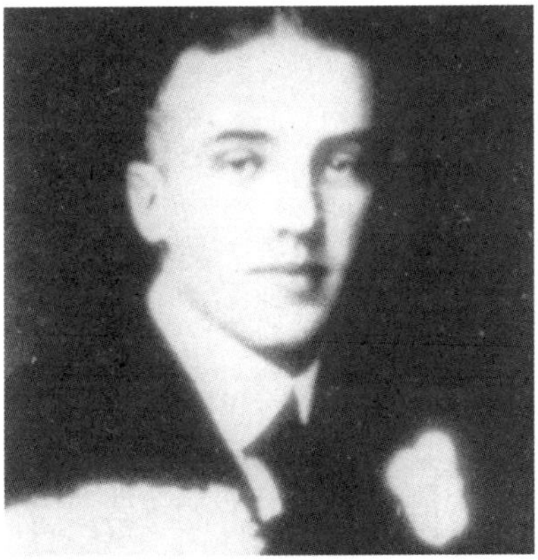

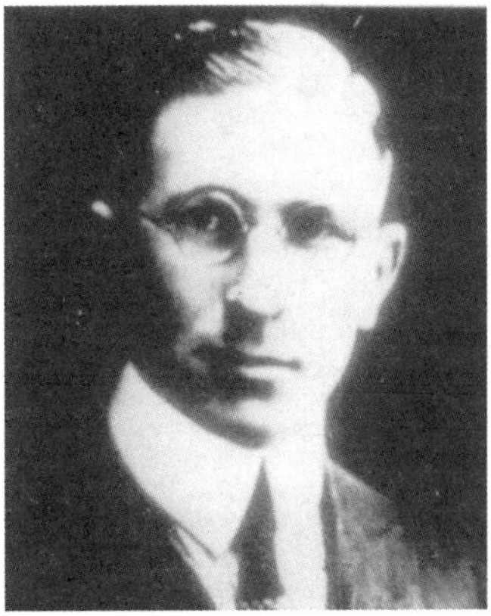

圖1.1　圖右為 Banting，圖左為Best 的照片。現仍有以他名字為紀念的獎，頒給對糖尿病研究有卓越貢獻的科學家。每位糖尿病科的醫師，都以獲得Banting 獎為至高的榮譽。

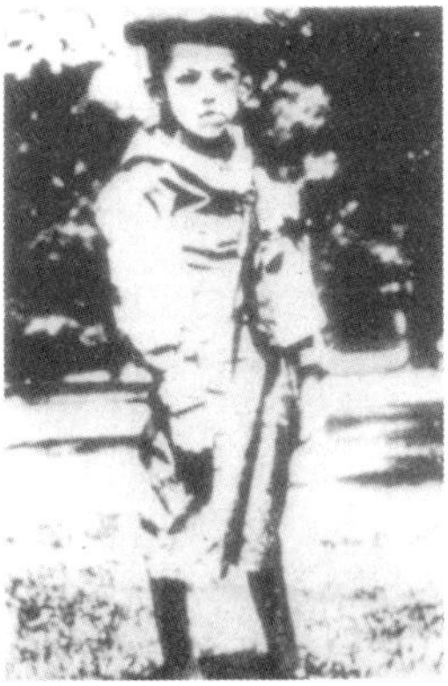

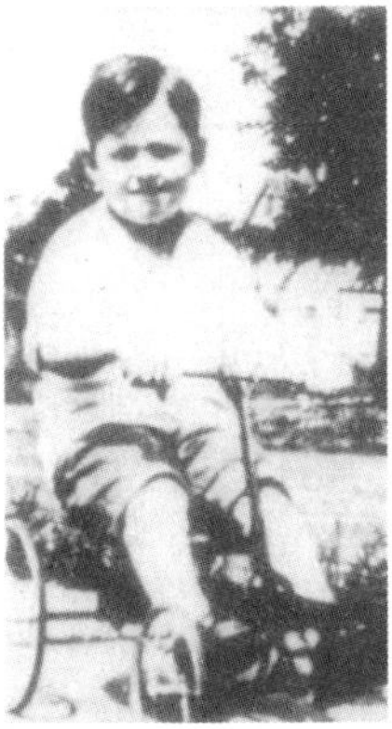

圖1.2　全世界第一位用胰島素治療的Thompson小弟弟。注意治療前（圖左）的瘦弱，與治療後（圖右）的肥肥胖胖的健康寶寶，前後判若兩人。他後來亦活到高壽。

資料來源：Pickup, John C., and Gareth Williams. *Textbook of Diabetes.* 2nd ed. Blackwell Science Ltd, 1997.

一位瀕臨死亡的糖尿病病人Thompson（見圖1.2）注射胰島素，剛開始並沒有反應，但第二天後，病人的血糖幾乎降到正常，且病人並沒有明顯的副作用。

消息一傳出，全世界的糖尿病患者蜂擁而至地到多倫多大學醫學院去求診。於是，這項可以說是本世紀最偉大之一的發明，至此算是完全成功了！

接著而來的幾年中，純化胰島素的技術越來越進步，造福了更多的病患。尤其是最近幾年，因為基因工程的發展日趨成熟，利用它可以「命令」大腸桿菌製造人體胰島素，更增加了胰島素的效果，同時減低了副作用。這使得糖尿病從以前的「絕症」到今日的「慢性病」，這當中的變化實在是太大了！

但是否糖尿病就此得到控制了呢？是否就此消聲匿跡了呢？是否它不再構成對人類的威脅了呢？

答案是否定的，問題並未就此解決、也沒有這麼簡單！相反的，糖尿病在控制方法日趨改進的同時，許多慢性的併發症，也慢慢出現了。這些併發症在以往因病人壽命都比較短，是不容易看到的。但現在卻因人類壽命的延長，反而成為了主要的殺手。這對我們的健康來說，是一項嚴峻的挑戰！

我們現在的觀念，不但是要活得久，更重要的是活得好！現在雖然對糖尿病的瞭解與治療，有了長足的進步，但對於其病因、預防與治療，還有太多太多人類不瞭解的地方！因此，這場人類對抗糖尿病的戰爭尚未結束！

㊉ 十大死因

初步估計，在西元二〇一〇年時，全世界將會有兩億四千萬的糖尿病患者。目前，在台灣，大約有五十八萬的患者。而這個龐大的數目，將會因為人口的老化而逐年增加！

在國人十大死亡原因中，糖尿病一直名列排行榜上，且逐年爬升（見表1.1）。根據民國八十六年的統計，是十大死因的第五位（見表1.2）。十年來，糖尿病的人口，也增加了一倍多；更嚴重的是，我國糖尿病病友的死亡率，是其他國家的數倍之多（是英國的四倍）。這反映出台灣仍是一個開發中國家，同時也

表1.1　民國84年與85年糖尿病死亡率比較表

（每十萬人死亡人數）

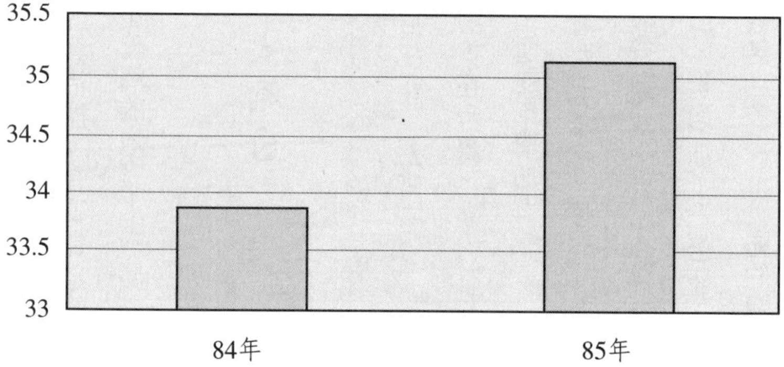

由民國84年與85年糖尿病死亡人數升高的現象，可以想像到糖尿病對於社會成本所帶來的負擔有多重。

可看出，醫生與病友，都有很多地方需要改進！否則為何同樣的糖尿病，死亡率的差距會那麼大！糖尿病給現代社會帶來的眾多問題，是一個擋不住的趨勢！

仔細分析起來，十大死因中，有很多都跟糖尿病有著一定關係，例如：高血壓、中風、冠狀動脈疾病……等等，這些都是糖尿病的難兄難弟，要來都一起來的；因此，糖尿病在十大死因中的影響，可能要比我們表面上看到的還要多！

表1.2　台灣地區民國85年十大死因

（每十萬人之死亡人數）

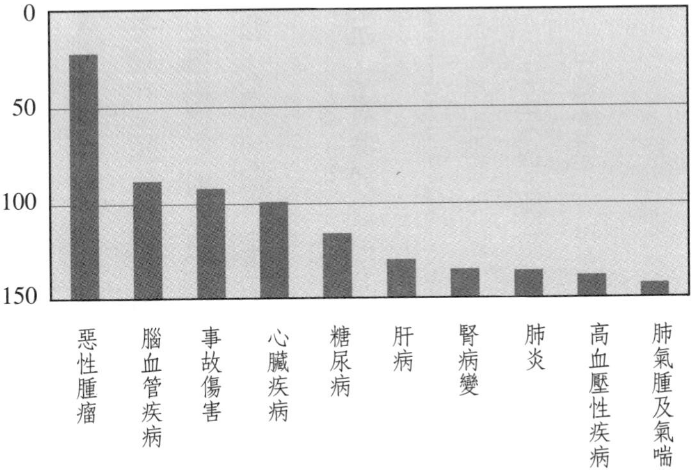

⊕ 罹病率之原因

糖尿病之所以在未來國人的健康中，扮演著一個殺手的角色，主要可歸咎於下列幾種原因：(1)國人的營養狀況越來越好；(2)國人的平均壽命較以往為長；(3)醫學進步與社會水準的提高。

國人的營養狀況越來越好

隨著現代生活的進步、國民所得提高，國人的營養狀況是越來越好了。很多年輕人嗜吃西化的食物，例如漢堡、pizza等，使得平均體重有升高的趨勢。正因如此，糖尿病的發生機率也就越來越高。

國人的平均壽命較以往為長

由於醫學的進步，國人平均壽命較以往為長，很多老年性的疾病——「老人病」，以往並不會那麼明顯，但現在卻逐漸凸顯出來。這種情形，簡言之就是社會、人口的「老化」現象。

醫學進步與社會水準的提高

在以往有很多糖尿病並沒有被診斷出來，有了問題的病人，往往都忍一忍也就過了，一拖再拖，直到真正出了問題時，情況就很嚴重。這種情形，在現代社會中，因著醫療照護的深入，使得以往無法診斷出來的病症，但現在都在早期就被診斷出來。

這些增加的病友所帶給我們的社會成本，成了一種極大的負擔。在對疾病本身的照顧來講，每個月固定要拿的藥物、做的檢驗，在社會成本已相當的高了。若是控制不好，不論是任何一種併發症的發生，例如：腎衰竭、糖尿病足、中風或心肌梗塞……等等，都會替自己或家人帶來更大的負擔。

由於糖尿病的患者大多是老人家，有些家庭就有可能為了家中一個患病的老人，而使得其他人必須選擇犧牲工作，去照顧他、或者請「菲傭」、或將老人家送到安養院去！這不僅增加了家中的開銷、更讓做晚輩的在良心上深感不安。這種矛盾，除了社會的損失之外，對個人、家庭都是一種傷害。

因此，糖尿病為我們所帶來的問題，不能不去瞭解、注意。

2

何謂糖尿病

根據國外的統計，母親得到糖尿病，遺傳給小孩的機率，比自父親那裡遺傳下來的機率，要來得大。當然，家裡人有糖尿病並不意味著自己百分之百會發病，但機率卻會大增。

㈩ 何謂血糖

糖尿病其實應稱為「糖血病」，因尿中的糖是由血中而來。因此要瞭解糖尿病，首先要瞭解到血糖在我們身體裡所扮演的角色。

醣

食物中含量甚高的醣分，亦稱之為碳水化合物（Carbone hydrate），它是一種人體所必需的養分，主要的是用來做為能源。同時，在身體其他的結構或是遺傳基因裡，都有用到它的時候；醣分的重要性，由此可以看出。在此特別要說明的是，這裡所使用的「醣」是指廣義的醣分，泛指在大自然中各種不同的碳水化合物，它的構造由碳與水結合而成；其中包括了澱粉、纖維素及多醣等

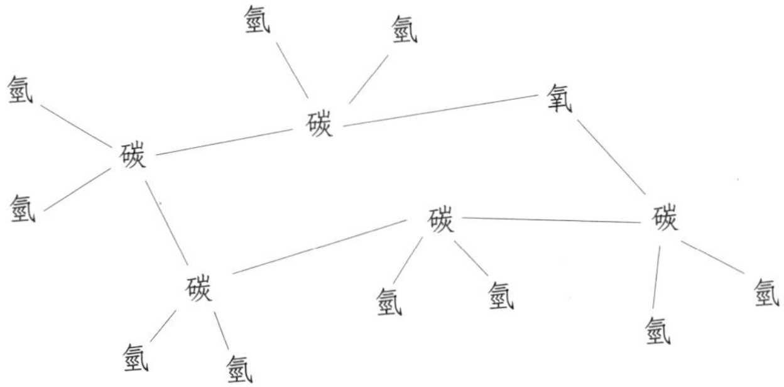

圖2.1　葡萄糖的結構，是六角形。五個角是碳分子，一個角是氧分子。氧分子又跟氫連結，是為水的構造。因此被叫做碳水化合物。

都是。而「糖分」即是一般人所理解的「甜甜的糖」，包括：果糖、蔗糖及葡萄糖。雖然這些都是甜的，但實際上，這些醣分是不同的。吃了之後對血糖的影響也不一樣，甚至是其甜分亦有所不同，其中以蔗糖最甜。

醣分亦可分為：單醣、雙醣及多醣等。而我們一般所稱的血糖，主要是指血中的葡萄糖而言。

葡萄糖是單醣的一種，可溶解於水中。它由六個碳原子組成，連成一個圈圈（見**圖**2.1）。若是很多個葡萄糖，連成一長串，甚至分枝出來，這就形成了澱粉的構造（見**圖**2.2）。另外，在人體內，

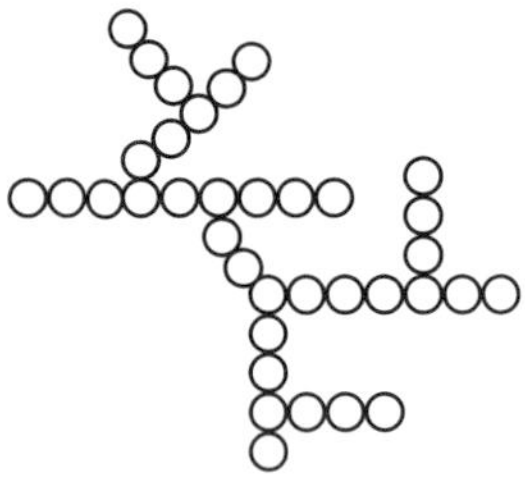

圖2.2　澱粉的構造。每一個小圈圈代表一個葡萄糖分子。因此澱粉可以被稱之為多醣類。

還有五個碳所組成的五碳醣，也就是組成我們遺傳基因中重要的核酸成分。

當我們在吃了食物的同時，也吃了很多的營養素，其中包括了剛才所提到的各種醣類。但經過消化系統的逐步分解後，到最後都變成單醣，才能經由腸道吸收，進入血液，運送到全身。

進入身體後大部分的葡萄糖會變成肝醣，在肌肉及肝臟中儲存。當我們在運動時，需要用到緊急的能量，就先用肝醣來氧化，生出能量，供應身體所需。因為肝醣存量很少，因此很快的就會被用光，此時就會開始燃燒脂肪了。

另外，一些沒有變成肝醣的葡萄糖，經過一連串化學步驟，變成脂肪而儲存。若能量以脂肪的形式來儲存的話，一克的脂肪，可以存九大卡的能

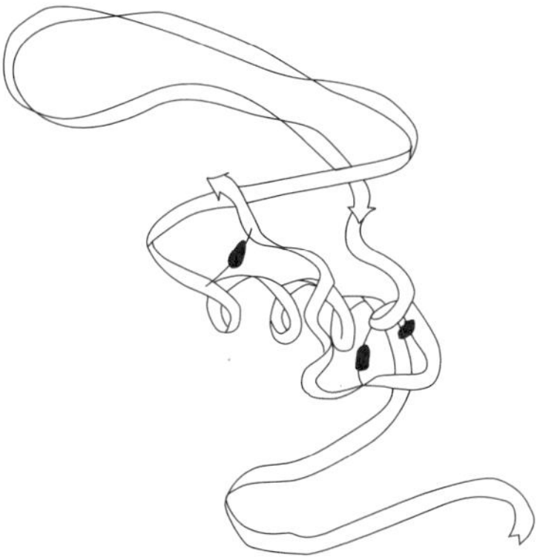

圖2.3　胰島素的立體構造，相當的複雜。

量，而一克的醣，卻只能存四大卡的能量。因此儲存脂肪，比較起儲存醣分，要來的經濟有效的多。

⊕ 何謂胰島素

糖尿病整個的問題的中心，就是出現糖分無法在體內被「消化」或「儲存起來」。因此才會在血液中，不停流動到身體各處循環不已，一直到由小便排出體外。其中的關鍵，就是在於胰島素的作用出了問題。因此要瞭解糖尿病，就要先瞭解胰島素（見圖2.3）。

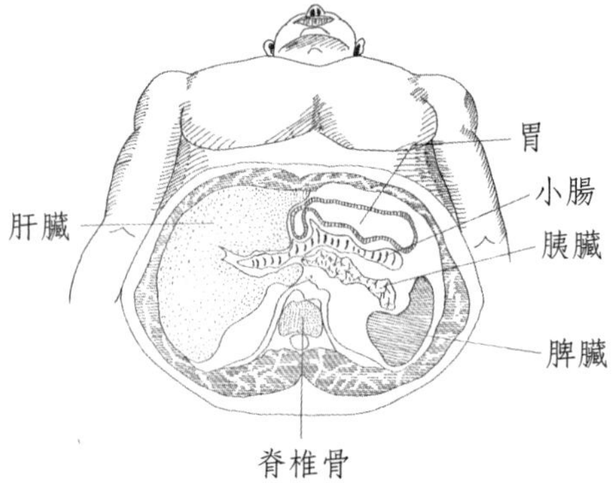

圖2.4　人體橫切解剖圖。可見到胰臟在身體的後面，往往被腸子中的氣體擋到，因此用超音波很難看到。

胰島素是一種荷爾蒙。它是由胰臟所分泌出來的。胰臟，俗稱「腰尺」（見圖2.4），位在腹部的右邊、上面、後面。它被胃、肝及腸子擋住了。因此若是胰臟出了問題，就很難用超音波看得出來，就是因為它的位置是個死角，不易被看到。

胰臟的主要功能，除了分泌胰汁幫助脂肪的消化分解外，另外有三種細胞，分別是：A細胞、B細胞及C細胞。其中B細胞分泌的就是——胰島素。

顯微鏡下因為B細胞會結成一團團的構造，看起來就像一個個小島，因此就稱為「胰島」（Islet）。胰島素是由氨基酸所組成，換句話說，它是個蛋白質。正因如此，胰島素怕熱、怕酸。任何的蛋白質，要是遇到熱，就好像煮過的蛋白一樣，會變成固體；要是遇到酸，就好像牛奶發酵一樣，變成乳酪狀了。當然，原來所有的功能、藥效，也就消失了。因此，胰島素一定要用注射的，不能用「吃」的，就是這個道理。

胰島素作用地點

當胰島素由胰臟分泌出來後，經過了一些變化，便順著血流到全身去執行它的功能了。它主要的工作地點有三個地方：(1)肌肉；(2)脂肪組織；(3)肝臟。

肌肉

在肌肉裡，胰島素像是一把鑰匙，當它與受體結合時，就好像鎖匙插入鑰匙孔一樣，把細胞的門打開了，讓葡萄糖進入細胞，給細胞作為能源等用途。因胰島素讓血糖進入細胞，所以血糖會降低、細胞也因此而獲得足夠的能源來進行消耗體力的工作。

脂肪組織

在脂肪組織中，它可以抑制脂肪的分解。因為既然有了血糖（葡萄糖）可以做為能源，就不需要脂肪來分解了。換句話說，胰島素可以促進能量以脂肪的形式儲存。前面有講過因為脂肪所含的熱量很高，所以它是一種非常有效率的儲存方式。

肝臟

最後的一個工作地點，就是在肝臟中了。

胰島素在肝臟中，主要是促進肝醣合成及抑制葡萄糖的產生。因肝醣的來源是葡萄糖，所以肝醣的產量增加了會利用到血糖，血糖的濃度就會降低。另外，肝臟是產生葡萄糖的工廠，此功能會受胰島素的抑制，也會有同樣降血糖的結果。

胰島素在上面所提到的三個地方，經由不同的作用方式，都達到了降血糖的同樣效果。因此我們可以用三個字來形容胰島素的功能——「降血糖」。若是胰島素的作用出了問題時，血糖就會在體內堆積，亦即是所謂的糖尿病了！

⊕ 何謂糖尿病

有了上面基礎介紹後，我們才能開始進入真正的主題——「糖尿病」。

糖尿病即是指血糖偏高。我們在如何診斷糖尿病中，將會有更詳細的敘述。現在，我們只需要知道，糖尿病就是高血糖而已。因為血糖高，無法下降，所以在血液中循環到最後，會由尿液中排出，變成尿糖。因此糖尿病，正確的名詞應該改成「糖血病」。常遇到一些病友，要求我幫他驗一下小便中的尿糖，以便瞭解他有沒有糖尿病、或是血糖控制的好壞。這樣子做，基本上是沒有多大的意義的，因為尿糖的根源是血糖！要想知道這些問題的答案，應該檢驗血糖，而非尿糖。

為何會有糖尿病

胰島素抗性

依照常理推斷，糖尿病患者中，因為血糖偏高，而胰島素的作用是降血糖，因此一定是胰島素不夠，才會導致糖尿病的產生。這個推理百分之百合理、正確；因為在很多第一型的糖尿病患者（下面會有詳細的解釋）身上，其胰島素不但缺乏，而且幾乎是完全沒有。他們必須要終身注射胰島素，才能夠維持生命。最近因科學的進步，血中胰島素的濃度可以測量出來，因此發現一個很有趣的現象；在大部分第二型的糖尿病病人中（第二型為最常見的糖尿病），胰島素不但沒有低下，反而比正常人的濃度為高，為什麼呢？有了較高的胰島素，反而血糖較高？

這種現象唯有用「胰島素的作用不好」來解釋！舉個例子來講，假設正常的人一個單位的胰島素可以降十個單位的血糖，而在第二型的糖尿病患者中，同樣的一個單位的胰島素，卻只能降五個單位的血糖。這便是所謂的「胰島素抗性」，也就是第二型糖尿病的根本原因。這個名詞是由英文Insulin Resistance翻譯而來，有點難懂，簡單的說法，就是「胰島素作用不良」。

胰島素抗性的原因

跟著而來的問題，是為什麼胰島素的作用會不好呢？是什麼地方出了問題？若依據邏輯上推理的話，胰島素可能出問題的地方有三個：(1)胰島素本身的構造；(2)胰島素的受體（Receptor）；(3)細胞內部。

胰島素本身的構造有問題

每一個人，都有製造胰島素的基因，是不是這個由父母親來的基因出了問題，所以製造了構造不正常的胰島素？胰島素在胰臟內由製造、到分泌出來，經過了一連串相當複雜的步驟，是不是這些步驟出問題了？分泌出來後，要運送到全身各處，是不是運送途中出問題了？這些，曾經吸引了很多的科學家去一探究竟，且經過多年的研究結果，而有了初步的結論。雖然上面所提到的可能性都有，但只是非常特殊的個案才有可能發生。一般的糖尿病人，尤其是第二型的，都不是在這方面出了問題。

胰島素的受體

第二個可能出問題的地方就是在細胞上接受胰島素的那個「受體」（又稱「接受器」）——即是鑰匙洞。胰島素要跟細胞膜上的受體結合後才能作用。是否這一部分出了問題了？也有很多醫師、科學家投注心力在這一方面的研究，但結果亦同——或許有些病人，他們的受體出了問題，但也只是小部分如此而已，大部分的糖尿病患者，他們的鑰匙洞並沒有問題。

細胞內部的問題

最後，便是我們雖有正常的胰島素與正常的受體。但是，這兩者結合後，卻不能產生正常的作用——開門讓胰島素進到細胞中去。因此有人就想到說，可能是作用之後，細胞裡面應該發生的事沒有發生。這一種情形，是目前大部分糖尿病發病的最可能原因。雖然細節部分現在還不是很清楚，但總有一天，一定可以找到，到底發生了什麼事，讓血糖沒有辦法進入到細胞中去！

遺傳性

大部分成年人得的糖尿病，都具有遺傳與家族的傾向。有一位美國的糖尿病醫師，花了許多年的時間，追蹤一批病人，得到了這個結論。由他的推論，我們可以知道糖尿病的整個病程發展是怎樣的！

他認為，糖尿病的病友，雖然在二十至四十歲的時候，沒有發病，但已經遺傳到了由父母親所給的糖尿病基因。這種致病基因，會使得病友的胰島素作用不良。但因為年紀尚輕、或是發病程度較輕，因此為了保護身體，胰臟會分泌較正常人為多的胰島素，去彌補已經開始發生的胰島素作用不良。正因如此，血糖在此一時期暫不會升高。在一般的門診看病驗血糖時，血糖也都是正常的。其實，疾病已經在悄悄的開始了。此時，要是能夠檢查血中的胰島素的話，就可以發現，血中胰島素已經開始在爬升。這是因為身體的本能就是要盡力的將血糖壓到正常的範圍中，不要為害身體。

在過了幾年之後，胰臟在長期的操勞之下，撐不下去了。因此就開始慢慢的罷工、衰竭了。此時胰臟所分泌的胰島素開始下降，不足以維持正常的血糖。於是血糖開始慢慢爬升，一般所謂的糖尿病，就發生了。

但是因為胰臟衰竭的過程快慢不一，因此血糖升高的速度也因人而異。有些病友因為上升的速度緩慢，在得了糖尿病之後，並無特殊的感覺。也正因為如此，糖尿病常會受人忽略。如果仔細感覺一下，還是可能會有全身倦怠、輕微口渴的感覺。但等到症狀明顯時，往往已經造成了身體的傷害。這就是糖尿病可怕的地方了。

【案例一】

章先生，四十五歲男性，身高一百七十五公分，體重八十五公斤。門診時，並沒有不舒服，主要是因為最近有朋友得到糖尿病，再加上媽媽有糖尿病的病史。自己本身從來沒有做過檢查，有些擔心是不是有糖尿病，因此至門診來跟我討論。在詢問章先生的日常作息時，他提到他很喜歡吃油炸的食物、漢堡及甜食。同時，他也很少運動，每日回到家中，就是看電視及做家事而已。更重要的，因工作忙碌，明知道抽煙不好，他還是一天抽一包煙。

【解析】

章先生的問題，在很多現代人身上，都會發生。現在已經知道第二型糖尿病，有家族遺傳的傾向。在國外的統計，母親得到糖尿病，遺傳給小孩的機率，比父親那邊遺傳下來的機率，要來的大。當然，家裡人有糖尿病並不意味著自己百分之百會發病，但機率卻會大增。

胖子易得糖尿病

後天環境的影響，也在糖尿病的原因方面扮演了一個很重要的角色，例如：飲食習慣、運動、抽煙及年齡等都會影響糖尿病的發生與否。

在飲食方面來說，因現在社會進步，我們所吃的食物愈來愈精緻，其中所含有的卡路里、油脂等食物，也愈來愈多。因此，出現了許多小胖子。當然了，成人體重過重的、甚至肥胖的也愈來愈多。肥胖本身，就會造成胰島素的作用不好，因此胖的人，較容易得糖尿病。

運動是好事

在運動方面，因運動可以消耗卡路里、增加肌肉、減少脂肪，因此運動在各方面來講都是非常重要的。但國人好像不喜歡運動，因此，這也是一個較易引發糖尿病的因素。

抽煙

雖然抽煙本身跟糖尿病的關係，不是那麼的明顯，但抽煙亦會造成胰島素作用不好、好的膽固醇下降等不利於健康的因素，這些也都容易使血糖升高。

年齡

隨著年齡的老化，胰臟功能、胰島素的作用以及其他一些不清楚的因素，會讓血糖逐漸升高，因此年齡亦是一個重要的因子，年紀愈大，血糖愈高。

雖說上述的四種因素，並不是百分之百會造成糖尿病的原因。但若是你本身已經有遺傳到胰島素作用不好的因子時，再不控制體重、不運動及抽煙的話，那麼本來可能不發作的糖尿病，會因此而被引發出來。這些因素，除年齡外，是我們可以避免的，因此應該儘量的去做到預防的工作。

以章先生這個案例來說，若是生活形態再不改變，日後發生糖尿病的機率是比正常人高出很多的。

3

糖尿病的診斷

一旦有了糖尿病，就等於是終身要與眾不同了。要多出很多精力、時間去照顧自己。因此，即使是治療的方法一樣，而到底有沒有罹患糖尿病才是最重要的問題。

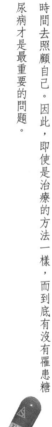

【案例二】

唐女士，五十八歲女性。到門診來主要的問題是她在公司體檢報告中，驗出來的空腹血糖用紅字標明了一二三毫克／百毫升，她開始擔心自己是不是得了糖尿病。我跟她解釋，這個血糖數值，正好在正常與糖尿病的標準之間，因此還需要再做一個「口服葡萄糖耐量實驗」才能確定。一開始，丁女士就對於口服葡萄糖耐量實驗並不瞭解。接著，在我解釋完之後，她又認為，反正有沒有糖尿病都是要控制飲食，因此不必再麻煩去接受這個檢查了。這種觀念，普遍的存在於很多病友當中，但實際上，這是不正確的。

【解析】

糖尿病的診斷，非常的重要。因為一旦有糖尿病，就等於終身要與眾不同了。要多出很多精力、時間去照顧自己。因此即使治療方法一樣，但到底有沒有糖尿病，是個非常重要的問題。

要診斷糖尿病，就是要檢驗空腹血糖。空腹血糖一定是指自晚上吃過晚飯後，就不要吃東西，大約是十小時左右。另外，喝點水、潤潤喉，不會影響血糖，因此並沒有關係。

抽血要抽靜脈血，經過離心後，所測得的血糖才準確。若用外面所賣的血糖機所驗的血糖，是不能用來診斷的。主要是因為血糖機所測的血是微血管的血，且沒有經過離心的步驟，因此與標準的檢驗數值略有差異。

血糖機並不是不準確的，相反的，血糖機相當的準確而且好用，只是不能拿來診斷糖尿病而已，但卻可以幫助病友平常監督自己的血糖。

㈩空腹血糖的重要性

到底血糖多少才稱之為正常呢？

正常空腹血糖的定義為一一五毫克／百毫升之下（含），若血糖超過一四〇毫克／百毫升以上（含），即為糖尿病了。因此定義非常簡單，只要空腹血糖超過此標準以上，就是有糖尿病了。這是經過美國糖尿病協會及國際衛生組織在一九八〇年所公布的標準。但其中有兩件事情要注意，第一就是診斷糖尿病，要有兩次空腹血糖超過標準才算數。一次的偏高，雖然幾乎可以確定了，但仍不是絕對的。

第二個要注意的地方就是在正常的一一五毫克／百毫升與糖尿病的一四〇毫克／百毫升中間，仍然有一段血糖的數值。若是我們的血糖，掉在這中間，怎麼辨呢？針對這種情況，就需要做一個「口服葡萄糖耐量實驗」（Oral

Glucose Tolerance Test，簡稱「耐糖實驗」）了！這個名詞，是由英文翻譯過來的，因此常讓人混淆，弄不清楚它的意思。但因此一名詞使用已久，所以我們還是暫時使用它。但若能翻成「葡萄糖忍耐度實驗」或許較為清楚。簡單的說：耐糖實驗，就是看看受測者是否能夠在喝了糖水後，將糖分降到正常。

⊕ 耐糖實驗

「耐糖實驗」此一檢查一定要空腹十個小時以上才能做！在空腹後，一早先抽血，此次算是零分鐘的血糖。然後在五分鐘之內喝掉七十五克的糖水，當開始喝第一口時，開始算時間，然後到一百二十分鐘（兩小時）時，再抽第二次的血。究竟七十五克的糖水有多少呢？大約有三罐可樂、或是七個柳丁的含糖量，所以是相當的高了！

我們可將「耐糖實驗」的結果歸為三類：第一類是正常。這類的人，需要通過較嚴格的「測試」，才能稱之為正常。因此必須要零分鐘血糖小於一一五毫克／百毫升以下、「且」同時要一百二十分鐘的血糖小於一四〇毫克／百毫升，兩個條件同時存在，才可算正常，這是相當的不容易。

第三類，便是糖尿病的病人了。在此，我們用到了「寧可錯殺一百，不可放過一個」的原則。因此，只要血糖任何一次偏高，就是有糖尿病。換句話說，零分鐘血糖大於一四〇毫克／百毫升，或是一百二十分鐘的血糖大於二〇〇毫克／百毫升，都算是有糖尿病。

舉個例子來說，就算是某位病患的空腹血糖為一〇四毫克／百毫升（很正常），但在喝了糖水一百二十分鐘之後，血糖若是二〇一毫克／百毫升的話，還是算有糖尿病。

或許讀者會覺得奇怪，剛才說了第一類及第三類，第二類為何反而要在後面提及呢？主要是因為，我們若將正常的這組人，看成是「白色」的；而將糖尿病的病友看成是「黑色」的，那麼第二組的病人，是存在於灰色地帶中的群組。這組人的零分鐘血糖介於一四〇毫克／百毫升之下，而一百二十分鐘的血糖則是在一四〇至二〇〇毫克／百毫升之間。因此，他們是處於糖尿病與正常人之間的一組人。目前這組人，被稱之為「葡萄糖耐受不良」，Glucose Intolerance這又是另一個翻譯名詞。簡單的說，就是——「無法忍受葡萄糖的人」的意思。他們雖沒有糖尿病，但其胰島素功能已經開始變差。因此，若此時測量空腹的血中胰島素，其數值將會偏高。雖說目前不算是有糖尿病，但若不注意控制飲食、增加運動量，則以後變成糖尿病的機率，仍是非常的大。根據國外的統計，這類人平均每年大約以7％的比例，走向糖尿病。縱使沒有得到糖尿病，他們仍較一般的正常人容易得「狹心症」（冠狀動脈疾病）。其主要的原因還是在於胰島素過高、好的膽固醇過低……等等，也就是所謂的「危險因子」較多。這組「病人」，往往被醫生或自己所忽視，認為沒有關係。其實，正是因為尚未得到糖尿病，所以更應控制一些能掌握的因素，例如：飲食與運動等，以避免以後的發病。

以上所提到的診斷要件，列在**表**3.1中，可以一目瞭然的瞭解，到底您有沒有得到糖尿病！

表3.1　1980年世界衛生組織糖尿病定義

定　義	血　糖　數　值		
	0分鐘	120分鐘	附註
正　常	小於115	小於140	兩者同時成立
葡萄糖耐受不良	小於140	140～200	兩者同時成立
糖　尿　病	大於等於140	大於等於200	兩者之一即可

血糖單位：毫克／百毫升。

在舊診斷公布十七年後的一九九七年七月，在美國又有一群新陳代謝科的醫師、專家，聯合發表了一篇新的診斷標準，他們認為，過去舊的標準已經用了近二十年，在這些年當中，關於糖尿病的知識，有了許多的改變，因此舊的標準，已有些不適用了。新的標準空腹血糖及喝了糖水後二個小時的血糖可以分別來判讀，不像舊診斷一樣要一起考量。改變的地方，有下面幾點：

1 空腹血糖的標準由原來的一四〇毫克／百毫升，降到一二六毫克／百毫升。換句話說，標準已趨向於嚴格。

這個改變是根據了對大量病人的觀察

表3.2　1997年美國糖尿病協會建議糖尿病定義

定　義	血　糖　數　值	
	0分鐘	120分鐘
正　常	小於110	小於140
空腹血糖異常或葡萄糖耐受不良	小於126	140～200
糖　尿　病	大於等於126	大於等於200

血糖單位：毫克／百毫升。

結果，若血糖超過一二六毫克／百毫升時，糖尿病的併發症將明顯增加。

2 正常的空腹血糖是一一〇毫克／百毫升以下。另外，空腹血糖在一一〇毫克／百毫升到一二六毫克／百毫升之間的這些人，被稱之為「空腹血糖異常」（**Fasting Glucose Impairment**）。這個名詞在以前的診斷中並未出現，亦是由英文翻譯過來的，應該是翻成「不良空腹血糖」。但對一般人來講，也是好像有些難以理解，因此還是用「空腹血糖異常」，可能較易被瞭解。

3 至於喝了糖水後一百二十分鐘的血糖定義，則並沒有改變（見表3.2）。分為：(1)正常——一四〇毫克／百毫升以下；(2)糖尿病——二〇〇毫克／百毫升以上（含）；及(3)葡萄糖耐受不良——一四〇毫克／百毫升至二〇〇毫克／百毫升之間。

4 糖尿病有何症狀

第一型糖尿病因發作時來勢洶洶，因此可以很明確的知道是哪一天發病的。但是在第二型糖尿病的病友身上，則因血糖多數是在長時間之內慢慢的升高的，因此往往無法確定是哪一天發病的！更造成了糖尿病合併症的危險性。

【案例三】

林伯母，六十四歲女性，過去並沒有什麼特殊的疾病病史。平常的活動較少，喜歡吃甜食，體重超過標準體重的12%（如何計算標準體重，請見194頁）。在一次例行的健康檢查中，空腹血糖高達一四五毫克／百毫升。因而得知有糖尿病，自己感到非常訝異，不能一下子接受這個事實。

【案例四】

錢伯伯，六十七歲男性。主要的不舒服是體重在三個月內減輕了四公斤、口渴、疲倦、虛弱、多喝、多尿，時間達三個月之久。另外，他發現在上完廁所後，馬桶邊會有螞蟻聚集的情形。自己在兩年前被診斷有高血壓，有在持續治療中。他的母親有糖尿病，但已經過世了。我們為他安排了一個血糖檢查，空腹血糖達一八七毫克／百毫升。因而確定有糖尿病。

【案例五】

胡小弟，七歲男性。主要的問題是住院前一天開始發燒、嗜睡、呼吸急促且深。住院當天神智昏迷，因此送到急診室。仔細問起來，胡小弟他在一週前有感冒發燒的症狀，但只有吃些成藥，家人以為他好了，並沒有特別注意。

過去並沒有特殊疾病，家族中亦沒有糖尿病的親戚。在急診室檢查起來，病人血壓較低（一〇〇／七六毫米汞柱）、心跳較快（一〇二／分鐘）呼吸急促（二四／分鐘）且較深，神智呈昏迷的狀態。抽血檢查後，發現胡小弟有酸中毒的現象、血糖高達四二〇毫克／百毫升及血中酮酸呈陽性反應。於是糖尿病合併酮酸中毒診斷算是確定了！

【解析】

上述的三個案例，就是糖尿病較典型的症狀——變異性很大。以下就第二型及第一型糖尿病來加以說明，至於糖尿病的分類在下一章中將會有更詳細的說明。

第二型糖尿病

在案例三與案例四的兩位病患中，都是第二型糖尿病的症狀。第二型糖尿病的症狀如何表現，跟發病的輕重緩急有很大的關係。但我們很難去分出一個明顯的界線，去說明哪些病友是較慢性的症狀，哪些病友則是較急性的症狀。因此，用兩個極端的病友做例子來說明，會較容易瞭解，實際上，大多數患者症狀都在中間地帶。

林伯母的糖尿病，是在健康檢查中發現的，自己並沒有感覺任何的不適。這種病友的症狀，通常發生在病情較緩慢，同時血糖也不是很高的時候。雖然症狀不明顯，但若仔細追問起來，還是可以問到很多的症狀。這些症狀的根本原因，都是血糖偏高所引起的「骨牌效應」，包括：疲倦、口渴、吃得很多，及脫水等等。

⊕ 三多症狀

正常時血糖的濃度是固定的。當血糖偏高時，身體很自然的去保護自己不受傷害，因此會想盡方法將濃度過高的血糖稀釋掉。為了達到此目的，病友會一直喝水，目的是將過高的血糖帶出體外。這就是多喝的來源，也正是因為多喝了之後，所以會多尿，由尿液中排出體外的糖分，也就形成了「尿糖」。

另外，如前所述，血糖偏高時，主要在於胰島素的作用出現了問題，所以血糖已經這樣高了，缺了胰島素正常的作用，還是無法進入細胞中。細胞還是處於一種「飢餓」的無糖狀態，且一直告訴身體，要多吃。這一點，加上前述所說的多喝、多尿，即組成了一般人所熟知的「三多」。

體重減輕

因為病友的血糖無法吸收到細胞中，因此體重會減輕。這點很有趣，一般來說，胖子較易得糖尿病，但得了糖尿病之後，人會變瘦。

視力模糊

、病友的視力，也會變得模糊。我們眼中的水晶體，在血糖過高時，會出現變化，因此影響到視力。

表4.1 第二型糖尿病症狀

症狀	原因
多吃	細胞飢餓
多喝	血中血糖濃度太高
多尿	排出血糖
體重減輕	無法吸收食物中的醣分
視力模糊	水晶體變形
疲倦	細胞飢餓

全身倦怠

糖尿病的病友，在吃一塊麵包時如前面所提到的——麵包中的糖分被吸收到血中後，卻不能進入細胞，因此能量不夠病友使用。所以通常會有全身倦怠、沒有力氣的感覺。

上面全部的症狀，屬於血糖的升高，是在長時間中慢慢發生的。若是血糖在很短的時間中就變成很高，上述症狀，就會嚴重，明顯很多，甚至於有些病友會出現高血糖高滲透壓昏迷的情形（這點在糖尿病急性的併發症中，會有詳細的說明）。

第一型糖尿病因發作時，來勢洶洶，因此可以很明確的知道是哪一天發病的。但是在第二型糖尿病的病友身上，則因血糖多數是在長時間之內慢慢的升高的，因此往往無法確定是哪一天發病的！更造成了易產生糖尿病合併症的危險性。

綜合起來，上面的症狀如用**表4.1**來說明之，應該相當清楚。

⊕生化檢查的異常

在血中生化檢查方面，可以發現下列幾項異常：

血糖偏高

這是很容易理解的，糖尿病的病友，血糖自然偏高，範圍可由一〇〇毫克／百毫升到一千多毫克／百毫升，範圍相當的大。

尿糖偏高

因為血糖偏高，因此尿糖也會偏高。現在因為儀器等的進步，尿糖已不被訂為診斷要件之一了。有很多病友不瞭解這一點，總是要求醫師做個「糖尿」的檢查。但糖尿的檢查只能告訴我們血糖高或是不高，沒有辦法告訴我們高多少！因此，檢驗尿糖的幫助並不大。

其他檢查情形

其他的一些檢查，如血壓、血脂肪、尿蛋白等相關的異常，通常要等糖尿病有一段時間後，才會發生。因此我們留到下面的急慢性併發症中再作詳細敘述。

第一型糖尿病

前面所描述的案例五，就是一個明顯的第一型糖尿病的病患發病的症狀。

第一型糖尿病在台灣較少，但在歐美等較靠近南北極的國家（如芬蘭、瑞典）中，卻非常常見。它與第二型糖尿病的症狀，最主要的不同在於第一次發作時通常來勢洶洶。所以病友可以很清楚的告訴醫師，他是哪一年、哪一月、哪一天發作的。另外，有部分病友則會有感冒的前兆，這一點不是一定會有的。

在第一次發病時，多半有「酮酸中毒」的情形產生，主要是因為這類的病友由於缺乏胰島素，因此無法利用血中的糖分，只好改用脂肪來做能源了。這並不是一個正常的管道，因此，會出現一些副作用，其中之一就是產生過多的「酮酸」，而造成酮酸中毒。這種酮酸，跟一般所說的「鹽酸」、「硫酸」的觀念是一樣的。它會使我們的呼吸加快，因為只有如此才能排出二氧化碳來平衡體內的酸鹼濃度。所以當有酮酸中毒時，病人會「喘」——呼吸深且快。因為酮酸本身有一種「水果味」，也很容易被辨認出來。

其他合併急性發作的症狀，也會等到下面談到急性併發症時，再為您做詳細的敘述。

5 糖尿病的分類

蘇太太的病情，在台灣來說，算是蠻常見的。因為很多人都相信「黑藥丸」的功效，卻不知道很多「黑藥丸」中，主要的成分便是類固醇。當病人腰痛時，可能就已經有骨質疏鬆了，再去服用類固醇，反而會使骨質疏鬆的情形更加嚴重，而除了骨質疏鬆外，類固醇更會造成糖尿病。

【案例六】

羅媽媽，六十歲女性，主要的問題是最近一個月來有多吃、多喝、多尿的情形；體重也在一個月之間，減輕了十公斤，另外，她會覺得很疲倦。因為這些症狀，她到本院一般內科門診做了一個尿液的檢查，發現尿糖偏高。因此醫師告訴她，應該再做一個空腹血糖的檢查，結果出來後，尿糖竟然高達二三一毫克／百毫升。因此，醫師確定她有糖尿病了！

【案例七】

傅先生，四十三歲男性。主要的問題是左上腹疼痛，已有兩天之久。他自二十歲開始，因為工作關係，常有應酬，於是有喝酒的習慣，大約每天要喝半瓶紹興酒，他平常不喜運動，有抽煙的習慣，大約每天一包之多。身體檢查的結果，病人身高一百七十公分，體重八十四公斤，左上腹在用手壓時會疼痛，在手放開時，亦會有反彈的疼痛出現，而在疼痛的地方，腹肌較硬。

抽血檢查起來，他的肝指數、胰臟酶、脂解酶等都偏高。三酸甘油脂高達二四〇〇毫克／百毫升，膽固醇為二九八毫克／百毫升；此時血糖也高達二四〇毫克／百毫升。

超音波顯示腹腔中的胰臟附近有腸氣，及積水的現象。因此，我們確定傅先生得到了急性胰臟炎合併糖尿病。而此病肇因於三酸甘油脂及酒精成癮。

因為他還年輕，是第一次發作，因此在治療幾天後，就出院了。我心中默默的祝福他，希望他能戒除這些不良習慣，否則，下次還會再在急診室碰到他的。

【解析】

羅媽媽的病史，就是大多數第二型糖尿病的標準病狀，在開始時不太明顯。正因如此，很多人便掉以輕心，延誤了治療時機。

傅先生的例子，是一個很典型的急性胰臟炎所引起糖尿病的例子。急性胰臟炎，常會因為有膽結石、高三酸甘油脂再加上喝酒所引起。大部分的病友，在發病時，都是以急性腹痛的症狀表現。當然，因為胰臟的位置，腹痛都是在左上腹，靠近後面。在抽血生化檢查方面，主要是諸如白血球、胰臟酶及脂解酶等會有偏高的情形。在某些病情嚴重的病友身上，胰臟炎會有致命的危險。

在急性的胰臟炎中，血糖的升高，並不很常見；但若是胰臟炎重複的發作，變成慢性時，則因胰島細胞大量死亡，糖尿病就會開始發生了。當然，因為缺乏胰島素，這類病友跟第一型的病友較類似，需要注射胰島素。

【案例八】

蘇太太，五十八歲女性。主要的問題是血糖偏高達三週之久。

蘇太太一年前因為腰部酸痛，而到診所去看病。一位醫師，給她開了一些

「黑藥丸」，吃了以後，效果不錯。因此，她只要一痛，便服用此藥。漸漸的她出現粉刺、臉部與肚子較胖、大腿內側有紫斑及上唇出現短毛等問題。

最近一個禮拜，她因多吃、多喝、多尿，到醫院門診求診。在驗了血糖之後，發現高達一六五毫克／百毫升之多。因此也確定她罹患糖尿病。

【解析】

蘇太太的病情，在台灣來說，算是蠻常見的。因為很多人都相信「黑藥丸」的功效，卻不知道很多「黑藥丸」中，主要的成分便是類固醇。當病友腰痛時，可能就已經有骨質疏鬆了，再去服用類固醇，反而會使骨質疏鬆的情形更加嚴重。除了骨質疏鬆外，類固醇更會造成糖尿病。病況細節部分，下面的分類中將會提及。

糖尿病的分類，在一九八〇年之前亦是各家有各家的學說。八〇年之後，才由美國糖尿病學會做了一個統一的建議。目前，這個分類也已用了近二十年，因此在一九九七年，美國糖尿病學會，又再度的召集了一些知名的糖尿病學者，做了第二次的整理，所以有了另一次的分類。雖然很多名詞有了一些的改變，但對於我們一般病患來說，並不需要知道的那麼詳細。我們只要瞭解大概上糖尿病的分類情形，就可以了。

糖尿病的分類，相當的複雜，並不是只有一個「糖尿病」，就包括了所有的問題。事實上，「糖尿病」是個總稱，它是由不同類型疾病所組成，但其症狀皆為高血糖。基本上，它分為四大類：第一類是第一型糖尿病；第二類是第二型糖尿病；第三類是其他特殊型態的糖尿病；最後一類是妊娠型糖尿病。

㊉ 第一型糖尿病

第一型糖尿病，在我們國家較為少見。在名稱上面，它又被稱為「年輕型糖尿病」、或「胰島素依賴型糖尿病」，這些名詞非常的令人混淆。

糖尿病的分類

第一型糖尿病的致病機轉，多為自體免疫。這個名詞也通常不為一般人所瞭解。其實它就是我們所謂的過敏，好像一般說的皮膚過敏的意思是一樣的。自己的身體，產生了抗體（即人體的軍隊，防衛外來細菌的入侵），對抗自己的胰島細胞，因此將胰島細胞破壞殆盡，無法產生足夠的胰島素，控制血糖。

通常第一型糖尿病的發病者年齡較輕。大多數的病友，第一次發作時，都會來勢洶洶，以酮酸中毒來表現。因此，病友對於糖尿病何時發作，記得相當清楚。在發作之後，唯一的治療，就是終身使用胰島素。因此，有很多病友，無法接受這樣的事實，這點在下面還有更詳細的說明。

罹患第一型糖尿病之後，可能會經歷一段時間，不需要用胰島素治療。這種情況，臨床上稱為「蜜月期」。雖然不再注射胰島素看起來好像值得興奮，但這只是曇花一現，很快的，病友又會再回到非用胰島素不能控制血糖的狀況。

第一型糖尿病的病友，主要是因為根本沒有胰島素的分泌，因此很容易產生酮酸中毒。若不注射胰島素，會有生命的危險。因此，在以往才會被稱為「胰島素依賴型糖尿病」。這類病友的胰島素在血液中根本測量不出來，因此是屬於絕對的缺乏，這點跟第二型糖尿病是不同的。

雖然有其他原因也會造成沒有胰島素的分泌，但都不算是第一型糖尿病，因為第一型糖尿病必須是要由自體免疫所引起的胰島細胞破壞才算。任何其他原因造成的，都不能歸為此類。

㊉ 第二型糖尿病

在台灣，絕大部分的糖尿病病友是屬於這一類。這一類糖尿病的主要致病機轉，不是胰島素不夠，而是「胰島素作用不良」。換句話說，是胰島素作用遲鈍，這點，在前後章節中都有較詳細的討論，這裡就不多敘述。

一般來說，第二型糖尿病具有遺傳特性，雖然我們目前不知道是經由哪個基因傳到子代，但可以確定絕對不是一個基因缺陷所造成。因此，若父母親有糖尿病時，子女就可能遺傳到胰島素作用不良的情形。而這種先天的缺陷，在年紀輕時，就已經存在，但臨床上，並不會看到血糖升高的情形。這並不表示糖分的新陳代謝沒有問題。相反的，此時血糖雖已在蠢蠢欲動的想要往上升高，但仍被壓制在正常範圍之內。主因是胰臟察覺到了這種情形，開始分泌很多的胰島素去控制血糖的緣故。在這種情形之下，雖然血糖表面上看起來是正常的。但實際上，病友的血中胰島素已開始升高。

這點與一般人的認知是有很大的出入。一般人都認為，第二型糖尿病的病友，血中胰島素的濃度會較低，或甚至是完全沒有。但事實上，他們的胰島素在血中的濃度，不但有，且還高出正常人很多。這種高胰島素血症，基本上是一種警訊，告訴身體，血糖可能隨時會升高。而胰臟也在盡它最大的努力去維持血糖的正常。長期下來的結果，就會造成胰臟的過度操勞，進而衰竭。此時，就完全沒有胰島素的分泌了，必須用胰島素來治療。由此亦可看出，雖然最後都需要用胰島素治療，但第二型糖尿病的致病機轉與第一型有著很大的不同。

糖尿病病友體型

通常第二型糖尿病的病友，體型都較為肥胖。尤其是腹部的脂肪較多，因此，身體會呈「梨型」。這種體型的病友，合併高血壓、血脂過高等其他病症的情況也會較多。

另外有些人，雖然體重一樣較重，但臀部的脂肪較多，身體呈「蘋果型」，那麼，得到上述疾病的機率，會較「梨型」的病友為少。科學家認為主要的原因是因為臀部的脂肪跟腹部的脂肪，是不同一類的關係。這點，糖尿病的患者，亦要多加注意。

第二型糖尿病的病友，血糖的增加極為緩慢，因此往往會在得病很多年之後，才有明顯的症狀，而被診斷出來。此時，病友的某些器官可能已經受到了相當程度的傷害。因此，無論在大血管併發症，及小血管併發症方面，都較第一型糖尿病的病友為嚴重。

第二型糖尿病的病友，會因為年齡大的關係，而導致糖尿病的發作。其實當病友二十歲至四十歲的這段時間，雖然血糖不高，但其血中胰島素的濃度卻已開始增加。這種情形，很容易被一般的醫生或是病友所忽略掉，因為大家都只聽過血糖過高，卻從來沒聽過血胰島素過高的情形。即使知道了，也往往會掉以輕心，不去理會它。但若是這種情形持續下去，再加上病友本身飲食或是生活習慣不佳，就會將原有的潛伏性糖尿病基因，變成具體的糖尿病。這一點，還有待我們專業人員去儘量的給予病友適當的衛教，以避免病友走向這種「宿命」。

㊉ 其他特殊型態的糖尿病

特殊型態的糖尿病可進而分為六型：(1)胰島細胞的基因缺陷；(2)胰島素作用的基因缺陷；(3)其他內分泌疾病所引起的糖尿病；(4)胰臟功能不良；(5)藥物

引起的糖尿病；(6)傳染病及其他少見的特殊疾病。

胰島細胞的基因缺陷

此型主要是因先天性基因的缺陷而造成的糖尿病，這些基因缺陷亦不只一種，雖然目前部分業已被分析出來，但仍有許多不清楚的地方。其病況特徵為：發病年齡較輕、病友體重較重、再加上有顯性遺傳家族史。

所謂的「顯性遺傳」，主要是指每一代都有糖尿病的病史，同時男生、女生得到遺傳的機率是一樣的。

胰島素作用的基因缺陷

這類糖尿病是因胰島素的作用因為基因不好而產生的，相當少見。除了有糖尿病之外，皮膚皺摺處亦會出現色素沈澱且病友的體重較重。

其他內分泌疾病所引起的糖尿病

荷爾蒙與血糖的新陳代謝間，有很多錯綜複雜的關係，相互影響。若是荷爾蒙分泌出了問題，血糖當然亦會隨之變化。較常見的例子像甲狀腺功能亢進，血糖也會較高。

另外，庫興氏症候群的患者，亦較易罹患糖尿病。

胰臟功能不良

胰臟疾病造成的糖尿病也是很常見的，通常由胰臟發炎所引起。原因很多包括：三酸甘油脂過高、膽結石或酒精成癮等等。又可進一部分為急性與慢性兩種。但一般來說，以慢性酒精成癮的病友，在重複發作多次胰臟炎後，較易引起糖尿病。而這種情形，也會合併有三酸甘油脂過高的情形，使得罹患糖尿病的機率更高。當然在有些切除了胰臟的手術後的病人，亦會得到糖尿病！

藥物引起的糖尿病

藥物既然會對身體產生作用以治療疾病，因此會有改變血糖代謝的副作用，也就不足為奇了。其中，會引起糖尿病且較為常見的藥物包括：利尿劑、貝它阻斷劑、抗癲癇藥物（Dilantin）及類固醇等。

傳染病及其他少見的特殊疾病

先天性的德國痲疹，會引發小朋友罹患糖尿病。另外，其他特殊的疾病因太少見了，在此不多做敘述（如 Stillman Syndrome 等）。

㈩ 妊娠糖尿病

當孕婦在懷孕時，有少部分的人會得到糖尿病。在這裡要特別說明的是，「妊娠糖尿病」僅指在懷孕之前沒有糖尿病的孕婦而言，並不包括那些懷孕之前就有糖尿病的病友在內，但是這兩種病友的治療方法是一樣的。

一般孕婦在懷孕之後，到婦產科醫師那裡做定期的產檢，其中一項便是驗小便。當發現孕婦的尿液中有尿糖的成分出現時，就應該先給病人做個（五〇克）不必空腹的隨機的口服葡萄糖檢查（口服葡萄糖耐量實驗）。在喝下糖水後六十分鐘驗個血糖，若超過一三五毫克／百毫升則應再做一個標準的口服葡萄糖檢查。標準的孕婦口服葡萄糖用量是一〇〇公克。只要在喝糖水之前與之後的第0、1、2、3小時血糖中，有兩次血糖超過標準時，就算有糖尿病了（所謂的標準如表5.1）！

表5.1　血糖值標準表

時間（小時）	0	1	2	3
血糖值	105	195	165	145

一旦得到妊娠糖尿病，就相當的麻煩了。因為營養過剩，小寶寶會變成巨嬰。另外，嬰兒心臟病、無腦症等嚴重併發症的機率，也會大大增加。好在大部分的孕婦，為了小孩子的健康，都會跟醫師配合得很好。

6

糖尿病的急性併發症

為何血糖沒事會在短時間之內升高很多呢？最常見的原因就是「壓力」。

所謂的壓力包含精神及肉體上的都算是。精神上的壓力，例如重大生活上的改變等；而肉體上的壓力，則指的是任何的疾病。

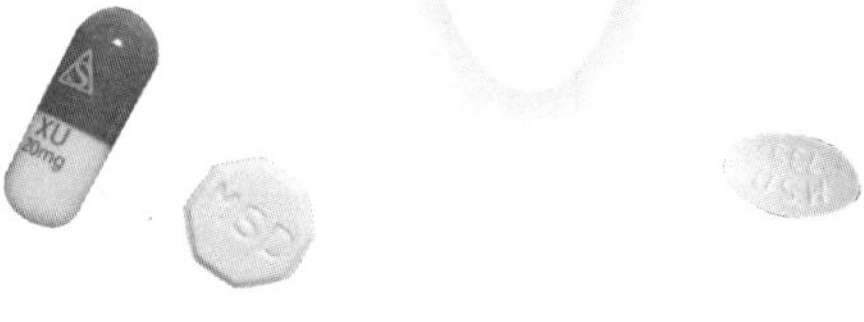

糖尿病急性併發症，可分為兩類：一是高血糖所引起的併發症；一是低血糖所引起的併發症。

㊉糖尿病酮酸中毒及非酮酸性高滲透壓昏迷

高血糖所引起的併發症，又可分為糖尿病酮酸中毒及非酮酸性高滲透壓昏迷兩種。這兩種疾病在臨床症狀及治療方面有很多相似之處，因此我們將他們放在一起討論。

這兩種名詞聽起來好像很複雜，其實他們只是血糖過高時，所引發的連鎖反應。因為胰島素的充足與否，在臨床表現上有會所不同而分為兩類。在下面的敘述中，將為您做更詳細的說明。

【案例九】

高太太，八十歲女性。住院的主要原因是因神智昏迷達半天之久。高太太有糖尿病十二年了。一直在服用口服降血糖藥物治療。過年期間，因為時間沒有算好，因此藥物中斷了七天之久。逐漸出現三多的症狀——多吃、多喝、多尿，然後開始嗜睡，剛開始家人以為沒有關係，後來就愈來愈難叫醒。因此就送至急診室做進一步檢查與治療。當時血糖竟然達到八二四毫克／百毫升。住院之後，她接受水分、胰島素及電解質的治療。高太太於第七日出院。

【案例十】

周伯伯，六十四歲男性。主要的問題是有咳嗽發燒的症狀，並長達五天了，住院當天出現呼吸急促，及嗜睡的狀況，被送到急診室。

周伯伯有糖尿病史八年了，平時血糖都控制得不錯。他另外有高血壓的病史，亦正在服用高血壓藥物。他抽煙，每天一包，達三十五年之久。在急診室的胸部X光片看起來，右下肺有一片肺炎的陰影；血糖是四三五毫克／百毫升。動脈氣體分析起來，有酸中毒的現象，重碳酸濃度下降；血中的酮酸出現三個加號，因此肺炎合併糖尿病酮酸中毒的診斷確定。住院後，接受一連串治療，他完全康復，在第八天出院。

【解析】

為何會有症狀

血糖的升高所引起症狀的嚴重程度，「時間」與「血糖的高度」是兩個最重要的決定因素。若是血糖在三個月之內由二〇〇毫克／百毫升升到五〇〇毫克／百毫升，此時可能病友症狀很輕微。若是血糖在三天之內由二〇〇毫克／百毫升升到三〇〇毫克／百毫升，也是一樣，病友可能沒有症狀。第一個例子血糖雖高，但時間拖得較久。第二個例子則是時間很短，但血糖升高的幅度不大，因此雖會有症狀，但很輕微。

但是，若不幸的話，在幾天之內，血糖升高數百毫克／百毫升時，就會出現很嚴重的症狀了。

為何血糖沒事會在短時間之內升高很多呢？最常見的原因就是「壓力」。所謂的壓力包含精神及肉體上的都算是。精神上的壓力，例如：重大生活上的改變等；而肉體上的壓力，指的是任何的疾病。最常見的有肺炎、心肌梗塞、中風等都會引起血糖的急速升高。

另外一個最常見的原因，就是停掉藥物了。各種奇怪原因也很多，例如：藥物銜接不上、病友心情不好自行停藥、出國旅遊忘了帶藥等等。當然，一般來說不會在停藥之後，馬上引起高血糖。通常都要經過一段時間後，血糖才逐漸升高。病友沒有隨時提高警覺，讓血糖升到危險的地步，自己實在是要負很大的責任。

血糖升高之後的發展，有兩條路。若是體中胰島素的量足夠將脂肪分解抑制的話，病友就走向非酮酸性高滲透壓昏迷的路。但若因為壓力本身太大又無足夠的胰島素，此時脂肪開始分解，但又因為分解不完全，而產生了代謝物——酮酸。酮酸在體內一多，就會產生糖尿病酮酸中毒。

酸中毒有很多種，糖尿病酮酸中毒只是其中一種。體內有任何其他的酸，都會造成酸中毒，包括乳酸、假酒、敗血症及藥物等都會引起酸中毒。

因為大部分的非酮酸性高滲透壓昏迷，以第二型糖尿病的病友為多，且多是因為有別的併發症所引起，因而死亡率會較高。

相反的，糖尿病酮酸中毒，聽起來好像較嚴重，但都是以年輕的第一型糖尿病病友為多，且大多是因為沒有注射胰島素所引起，因此死亡率較低。

其實，因台灣地區第一型的病患較少，在醫院常見的酮酸中毒，還是以第二型糖尿病的病友居多，因此要特別小心。

以上兩例，一是糖尿病酮酸中毒，另一是非酮酸性高滲透壓昏迷的案例。

表6.1　急性高血糖所引起的症狀

	種類	說明	原因
共同症狀	體重減輕		多尿、脫水
	多吃、多喝、多尿	標準的三多症狀	小便有尿糖
	脫水	皮膚及口腔黏膜乾燥	血糖濃度太高
	休克	血壓低、出冷汗、焦躁不安	脫水或其他併發症
	神智不清	由錯亂到昏迷	滲透壓過高
特殊症狀（酮酸中毒者才有）	呼吸急促		酸中毒
	吐氣有水果味		酮酸偏高
	腹痛		

通常在急性期的表現症狀大多類似，只有因酮酸中毒所引起的特殊症狀會不一樣（見表6.1）。

症狀

一般的症狀包括：

1 多吃、多喝、多尿、視力模糊。

2 虛弱、嗜睡、全身不適。

3 脫水的症狀：病友會有皮膚、嘴唇乾燥，及姿勢性低血壓。

4 意識改變：由輕度嗜睡到昏迷皆有可能。

糖尿病酮酸中毒較特殊的症狀有二：

1 腹痛：這種腹痛對醫師來講，往往是一個陷阱。很多的醫療糾紛，就是因為醫師把這種腹痛看成是其他原因所引起的，而忽略掉了糖尿病酮酸中毒的可能性。

2 呼吸急促是酮酸中毒的標準症狀，此為糖尿病酮酸中毒的重要特徵之一。

在身體檢查及抽血方面，糖尿病酮酸中毒與非酮酸性高滲透壓昏迷，亦是有些相同，另有些不相同的異常結果。

在共同症狀方面，這兩類病友，都會有電解質異常的情況產生。這包括了血鈉、鉀與氯離子的濃度會升高或降低。血鈉過低，病友會昏迷；而血鉀異常，會引起心律不整，造成猝死，是屬於極端危險的情形。

因為脫水的關係，腎功能的尿素氮及肌酸酐會升高，但通常在病情改善後，就會回復正常。其他像肝指數、白血球等亦會有異常，但較沒關係，因為非酮酸性高滲透壓昏迷的病友通常血糖較高，因此脫水的狀況會較嚴重，這些指數會因「濃縮」而偏高。

在特殊的症狀方面，在糖尿病酮酸中毒時，動脈氣體分析會見到酸中毒的現象。動脈氣體分析抽的血是動脈的血，跟一般抽的靜脈血不一樣。因此，由動脈氣體分析中，會瞭解到病友體中酸鹼度的情況。酸中毒時，體中代表酸鹼的pH值會偏低，重碳酸濃度亦會較低。主要的原因，正如同前面所提到的，在於血中的酮酸增加之故。

㊉低血糖

【案例十一】

唐太太，五十九歲女性。主要的問題是早上被家人發現叫不醒，因而送至急診室。

她有糖尿病約八年之久，一直都服用降血糖藥物，且血糖也控制得相當良好。最近三天，因為感冒，沒有胃口，所以吃得比較少。住院前一天晚上的晚飯甚至沒有吃，第二天早上，家人叫她起床時，竟然叫不醒，因此被送到急診室來。

到了急診室之後，用血糖機一驗，只有一五毫克／百毫升，因此診斷為低血糖。立即給予糖水補充。唐太太雖然立即清醒過來，但對於人、事、時、地、物，仍沒有像以前一樣清楚。這種情況，一直到出院後一個月後，才完全恢復正常。

【解析】

低血糖的病友非常非常常見。這也意味著我們台灣地區，醫護人員對糖尿病病友的衛教，或者我們的病友自己本身還是做得不夠好。

正常人不吃東西，血糖會往下降。但一般降到一個程度，就會停住了。男性的血糖大約可降到五〇毫克／百毫升，而女性則較能忍耐低血糖，可低到三五毫克／百毫升。因此，一般外面的生化報告上寫著血糖的標準是七〇至一一〇毫克／百毫升是錯誤的。糖尿病的患者，因為有在吃藥或是注射胰島素，若不吃東西的話，血糖會愈來愈低，直到病友昏迷為止。

一般說來，在低血糖之前，會有症狀。這些症狀分為兩大部分：

1 神經缺糖部分：會使神智便差，由嗜睡到昏迷都有可能。

2 交感神經部分：病友會有出冷汗、心悸及飢餓等症狀，這些是屬於交感神經興奮的症狀！。

若病友有低血糖的症狀時，應立即服用含糖的食物，並試著把原因找出，否則下次還會再產生！常見低血糖的原因不外乎兩種，一是吃得少、一是藥物過量。若發生藥物過量時，病友應仔細回想一下自己最近幾天進食的狀況，是否胃口較差？然後跟醫師討論一下，找到原因。這種情況，在醫院中亦很常見，舉凡跟家人吵架、為久病而心情不好、甚至是老年癡呆症等都會造成病友越吃越少，而藥物還是服用的一樣多，如此怎麼會不低血糖呢？

另外，很多病友因為眼睛不好或其他因素，會拿錯藥或吃錯藥。這也會引起低血糖。

還有些病友，因罹患糖尿病多年後，造成腎功能衰竭而不自知。此時，因為很多藥物是要靠腎臟去排泄，若腎功能不好時，當然無法將藥物排出體外，而引起藥物中毒！這種情形，最常為醫師及病友忽略，因此定期的檢查腎功能，非常的重要，原因即在此！

問題是，很多病友不知道低血糖的症狀為何？其它的病也會有類似的症狀，又有些時候，低血糖的症狀並不是那麼的明顯。在這兩種情況之下，為了要區分到底是不是有低血糖，最好的方法，就是自己買一台血糖機，在症狀出現時，趕快驗一下血糖，才能分辨。

當然，另外還可以參考病史；若是有了低血糖症狀時，補充了糖分就會解除，是低血糖的一種特性，可以幫助診斷。若不是低血糖引起的類似症狀，則補不補充糖分，對症狀毫無影響。

低血糖所造成的傷害，跟低血糖的程度及時間有關。若血糖夠低、時間過久的話，會造成永久性的傷害，甚至變成植物人，一輩子躺在床上。呼吸或是心跳正常，但卻沒有意識。

反之，即使情況較輕微，低血糖所造成的神經傷害仍會維持一段時間，才會逐漸復原。

7

糖尿病的慢性併發症（一）

糖尿病的慢性併發症，大致上分為微血管併發症與大血管併發症。前者包括了視網膜病變、神經病變及腎臟病變。後者包括了中風、心肌梗塞，而這些疾病都是因為血管硬化所造成的。

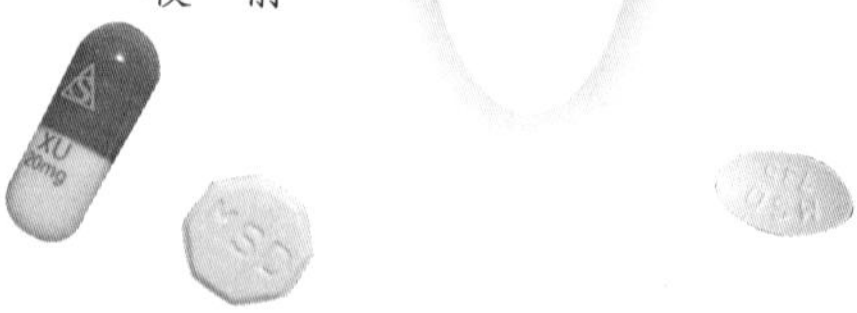

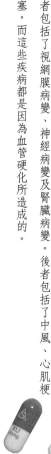

糖尿病的慢性併發症（一）

糖尿病的慢性併發症，大致上分為微血管併發症與大血管併發症。前者包括了視網膜病變、神經病變及腎臟病變。後者包括了中風、心肌梗塞，這些疾病都是因為血管硬化而造成的。

直接的證據

在美國目前有個研究計畫在進行，他們收集了一千四百四十一個第一型糖尿病的病患，分做兩組：一組病友接受「加強治療」；另一組病友則用「傳統治療」來控制血糖。

所謂的加強治療的這組病友，是用電腦控制的胰島素注射器或是一天注射三次以上的胰島素來控制血糖。而傳統治療的這組病友，則是一天接受一到兩次的胰島素注射來控制血糖。全部的病友，接受六年的追蹤檢查，然後觀察他們是否有受到併發症的傷害。若是有的話，嚴重程度又是多少？這是第一次如此大型且長期的追蹤病友的狀況。我們可以由這個研究，獲得很多的資訊，更進一步瞭解糖尿病的病程。

結果當然是接受加強治療的這組病友所得到的併發症，遠遠的低於傳統治療的這組病友。這是一個最直接且強而有力的證據，說明了控制血糖的重要性。別忘了，所謂傳統治療的這組病友，他們的血糖控制也是不差的。若是像我們現在的有些病友，都不去控制時，其嚴重後果，可以想見！

無聲無息的殺手

糖尿病的可怕，就是在於它無聲無息。血糖只要不要太高，短時間不會造成任何問題。這句話也許很奇怪，但是血糖偏高，短時間看來，可能只會影響到視力，最多會有全身倦怠、多吃、多喝、多尿等症狀，因此很容易讓人忍耐且忽略掉！

但一旦時間夠久，血糖所造成的殺傷力，則不可小看。試想，若是一條柔軟的橡皮管，放在陽光下曝曬個一兩天，大概不會有什麼變化。但若是曝曬個

三、五個月，橡皮管一定都會皸裂、變硬了。我們把血管、神經當成橡皮管，把陽光當成血糖，就會瞭解到血糖對身體所造成的傷害了。

其實，同樣的情形，可以用來想像高血壓、高血脂對我們身體所造成的傷害，也是一樣。這些都是屬於十大死因中的重要原因。

有些病患，同時有高血壓、糖尿病、高血脂一起發生，此時，它們給我們身體帶來的傷害，不是一加一加一等於三，而是一加一加一等於五的情況。若是再加上抽煙等不良習慣，更會加劇糖尿病等給我們帶來的傷害。這也就可以說明，為何國人在得到糖尿病之後，死亡率是英國人的四倍。

我們為了討論方便，將糖尿病的慢性併發症，由頭到腳，分別討論。

⊕ 中風

【案例十二】

黃老先生，七十九歲。主要的問題是右半邊肢體輕微癱瘓，達一天之久。黃老先生有糖尿病十八年了，剛開始的五年中，他並沒有理會自己的糖尿病。在十三年前，因為右腳大拇指壞死，住院做截肢手術後，才開始定期在門診追蹤治療。他主要是用口服降血糖藥物，血糖都控制在一三〇至二〇〇毫克／百毫升之間（飯後兩小時）除了糖尿病之外，黃老先生尚有高血壓十一年。由八年前開始，定期服用高血壓藥物治療。平常血壓控制在一五〇／九五左右。

在這次發病前一天，睡覺醒來後，黃老先生發現自己沒有力氣起床，說話大舌頭，講不清楚。因此被家人送到醫院來。在醫院急診室檢查起來，黃老先生的神智雖清楚，但說話聲音仍很模糊，右邊肢體力量比左邊明顯的差很多，病人無法站立，血壓二一〇／一一〇毫米汞柱，血糖三二〇毫克／百毫升。

因為懷疑有中風的可能性，因此幫黃老先生排了一個緊急的電腦斷層。結果看到了在左邊的大腦，有出血的現象。還好出血量不是很多，因此將黃老先生留院治療。

住院其間，主要還是控制黃老先生的血糖與血壓，同時給予保守的治療。當然，這其中也安排了復健的療程。在住院後兩週，黃老先生終於可以走著回家了。當然，看著他巍巍顫顫的背影，我們還是可以察覺到他的右腳，因這次中風而不太方便。

【解析】

奇怪的是，老天爺造人時，在心臟及腦部只造了一套血管。換句話說，要輸送氧氣及養分到這兩個地方的高速公路，只有一條。這點相當的令人不解，因為這兩個地方，是功能相當重要的器官，卻只有一條高速公路。若是這條高速公路，受到堵塞時，就沒有辦法獲得養分及氧氣，因而造成壞死。

何謂壞死

對於壞死，很多人不瞭解是怎麼回事。其實，身體上的任何一個器官，都是有生命的。因此，若是沒有獲得適當的養分及氧氣，就會壞死。壞死就是細胞失去生命、崩解。最後，就是變成液體或是結成疤痕。一旦身體裡面的任何組織壞死，就永遠無法恢復了（見圖7.1）。

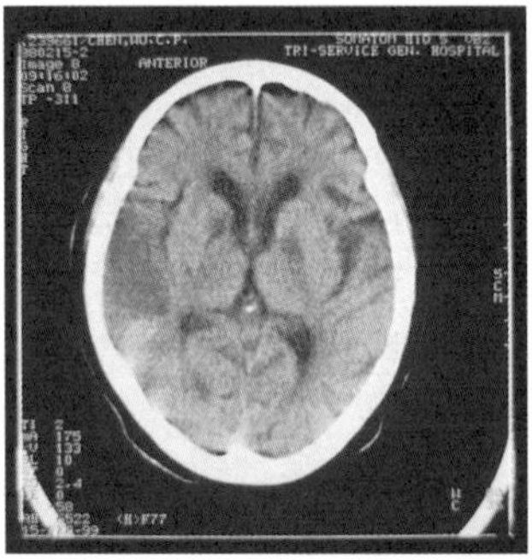

圖7.1　此為一腦部的電腦斷層圖片，圖的左側那一塊黑色區域，即為腦壞死的地方。注意！對側並沒有此一情形。

每個組織能夠忍受缺少養分及氧氣的時間不一。如腦部，其耐受度很低。三分鐘之內，沒有氧氣與養分的供應，就會腦死。相反的，像肌肉，對缺氧氣與養分的耐受度就很高，往往可以忍受達數十分鐘之久。所以，我們可以聽到有人指頭斷掉了，再接回去，都還成功，就是因為這種組織較能夠忍耐不良的情形。

何謂出血

腦出血的結果與壞死一樣，都是使腦部沒有功能，永久死亡。但他們的原因不一樣。腦出血的主要原因，是腦血管因血壓、血糖等變化。再加上任何刺激時使血壓偏高，腦血管就會破裂。血塊因此而形成（見圖7.2）。

血塊形成後，除了那部分的腦子失去功能外，它還會壓迫到附近的「好腦子」，造成擠壓現象。不幸的是，腦部是密閉的，經不起如此的擠壓，往往會造成「腦壓」增高，引起病友死亡。

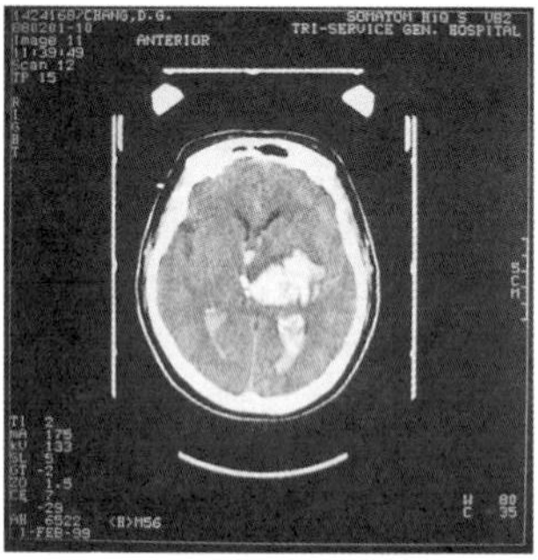

圖7.2　此亦為一腦部之電腦斷層圖片，圖右側白色不規則區域，即為血塊。此血塊因不透X光，故呈白色。往往會壓迫旁邊的正常腦組織，造成生命危險。

身體上越是重要的器官，越是嬌弱。這是一個人體結構的大原則。

腦部血管

在腦部方面，主要的血管有四條，分別是左右的頸動脈及左右的脊椎動脈（見圖7.3）這四條血管，在腦的底部形成一個近四方形的血管網。然後再分別分枝成前、中、後大腦動脈，也是左右各一支。當然這些動脈再會分支出去無數個更細的動脈，供應腦部所需要的血液。

腦部的構造相當複雜，目前還沒有完全被人類所瞭解。大腦好像一個電腦的晶片一樣，需要由電線來傳導電力。若沒有了電力，電腦也就關機了。

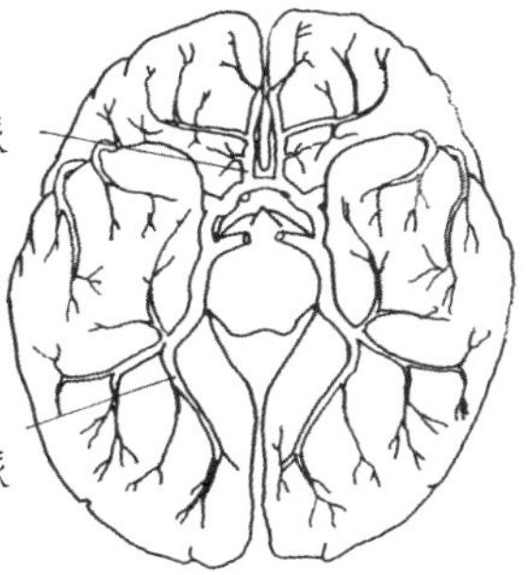

圖7.3　大腦底部的動脈分布圖。這些錯綜複雜的血管，主要是由頸動脈及脊椎動脈分之而來。若是有破裂的情形，稱之為腦出血；若是有阻塞的情形，則稱之為腦梗塞。這兩種情況，都是中風的形式。

人腦若沒有了血液供應，也會「關機」，但這一關機，就是死亡，相當可怕。

腦部功能

每一部分的腦子所管理的功能（見圖7.4），不盡相同，有些地方管理的是算數能力，有些地方管理的是如何走路、說話。若是管理走路的腦部，因為血流不通，因而壞死，我們就不會走路了；若是管說話的地方沒有血流，我們就不能說話了。因此，中風所引起的症狀，端視腦部功能而定，可以千變萬化。不是像一般人所想像的，只有「半身不遂」這樣的單純。

腦部所控制的肢體，是左右相反的。因此左腦

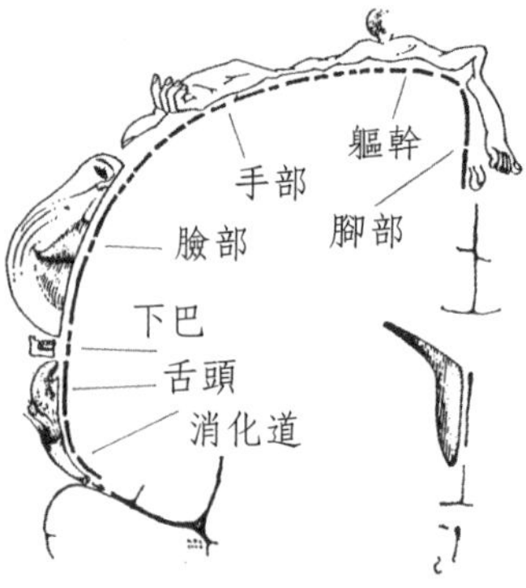

圖7.4　每一部分的腦子，都有其功能。當然，人類至目前為止，還是不能完全的瞭解這些功能。這是半個腦子的切面，可以看到大腦所管理身體部位的對應圖，圖中所見大體上是一個人的各部分器官，可以分辨臉、手、軀幹等部位，但是不合比例。腦比例越大的相對部位，表示能夠做的動作越精密。例如：手與嘴唇就可做較精密的動作，反之，上臂及腿部則無法做出相同的動作。

控制右半邊的肢體，而右腦則控制左半邊的肢體。

腦部的其他部分

人除了有大腦之外，還有小腦、橋腦及延腦等。這些地方，既然是腦部，也是會中風的。小腦主管人的運動平衡，因此，若是小腦中風，症狀有時容易被一般人忽略。其主要的症狀是以「搖搖晃晃」為主。很多精密的動作不能完成。當然，到底是不是小腦中風，有時要靠有經驗的醫生來判斷。若是真的有類似症狀時，趕緊就醫，不要拖延治療時機。

小腦的中風，有一點是跟大腦不同的，就是中風的腦部跟肢體是同一側，換句話說，右邊肢體的動作不行了，一定是右邊的小腦中風了。這點跟大腦不一樣。

中風無前兆

很多病友，往往會告訴醫生，說自己頭暈暈的或是手麻麻的，好像是「小中風」。其實，真正來說，中風是沒有前兆的。因為血管的堵塞、或破裂發生時，都是在一瞬間就完成了。因此中風的速度很快。所謂的前兆，往往是因血壓過高、糖尿病、血脂過高，甚至於失眠、過分緊張等因素所造成的，並不是中風的前兆或是小中風。

小中風

真的說起來，有一種中風可算是小中風。醫學上稱之為「暫時性的腦缺血」這種病，屬於中風的一個類型之一，與中風最大不同的是它在一天之內，症狀會回復。主要是因為小血管在堵塞後，又被打通了，因此症狀會回復。一般人所說的小中風，即是指這種中風。

中風後的檢查

中風之後，病友都需要作一個電腦斷層檢查，看看腦部有無出血或是血管堵塞的現象。但有些時候，因為梗塞剛發生，腦部尚未液化，因此一般的電腦斷層，有時會看不出來。要等到一週後，腦部液化完成，才看得到。當然，現在有了核磁共振的新技術，在腦梗塞的早期，亦可看出。

很多病友，一有輕微的病痛時，就會要求醫師幫他做「電腦斷層」。但病友往往都不瞭解，這種檢查輻射線相當的強。若沒有必要，還是儘量不要隨便去做。當然，有需要時，就另當別論了！

沒有不舒服不等於沒有病

很多人會跟醫師講說，我沒有什麼不舒服啊！應該不需要吃藥吧？但是仔細想想，現在高血壓、糖尿病與中風，囊括了十大死因的前幾名。以民國八十六年衛生署的統計，大約有三萬人死於這三個病。那麼哪來的三萬個不幸的個案呢？當然都是那些血壓高的、血糖高的或是膽固醇高的病患。

這些病友，通常都沒有症狀。但就是因為沒有症狀，所以常常會使人掉以輕心，認為沒有不舒服就等於沒有病。其實，不會造成不舒服的病，往往是最可怕的病。因為在無形之中，身體健康已被鯨吞蠶食掉了。

舉例來說，肺炎會咳嗽、發燒與痰多，但肺炎不常造成人們死亡。反觀大部分的癌症，剛開始時，都不會有症狀，但只要得到癌症，後果都堪憂。在國人十大死因中，中風、心臟病、糖尿病、慢性肝炎、高血壓在早期時，都不會有症狀。因此在本書中花了那麼多的篇幅談它，就是一再地提醒大家，不要把沒有不舒服看成是沒有病！

⊕眼底病變

【案例十三】

羅媽媽，五十六歲女性。主要的問題是，最近三年內眼睛視力愈來愈模糊。羅媽媽已有糖尿病九年了，剛開始的四年，並沒有特別的去吃藥治療。後來因為血糖愈來愈高，才開始吃藥。血糖控制的雖然較好，但飯後血糖仍有二五〇毫克／百毫升左右。

因為視力的問題，我介紹她到一位眼科的同事那裡去，幫她做進一步的檢查。後來眼科的醫師告訴我，羅媽媽有了「增殖性的視網膜病變」。

【解析】

糖尿病另外會引起視網膜病變，它是造成成年人失明的三個主要原因之一。在得到糖尿病二十五到三十年後，大約有90％的病人會有眼底病變。只要得到糖尿病，則視網膜遭受破壞的機率比一般人高了很多。尤其是血糖控制不好、血壓偏高的人，視網膜病變進展的情形會很快，絕對不可以掉以輕心。

眼球的結構

眼睛是個球狀體，光線由外面照到眼球裡面，經過角膜、水晶體及玻璃體

（見圖7.5），最後到了視網膜。若是我們把眼睛想成照相機，就會發現，水晶體就是眼睛的鏡頭，可以調節焦距，而視網膜則是底片，可以將美麗的光線，變成訊號，傳送到腦部。如此我們才能看到東西。

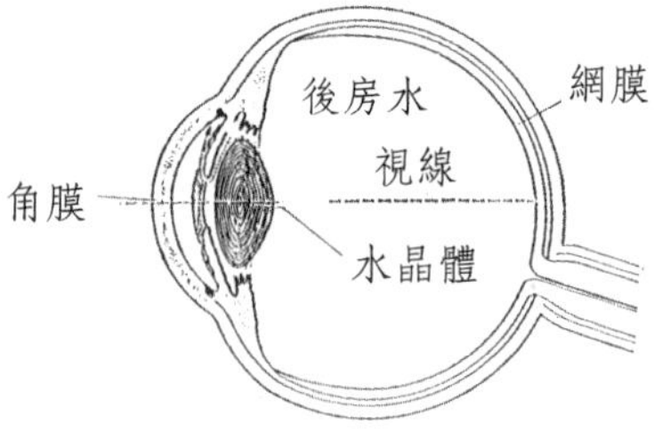

圖7.5　眼球的構造。

視網膜上有一塊特殊的地方，叫做黃斑，其上的視神經細胞最為敏感。因此看清楚物體與光線，就要靠黃斑。黃斑處血管比較少，目的就是怕血管遮到黃斑，無法看清東西。

醫師可以用儀器直接看到視網膜上的血管——尤其是動脈。視網膜上的動脈是身上唯一能夠被醫師直接看到的動脈。

糖尿病病友的高血糖會影響到全身，當然眼睛裡的血管也不放過。在經年累月的被血糖所浸潤後，血管就會開始有了一些變化，而造成了視網膜病變。

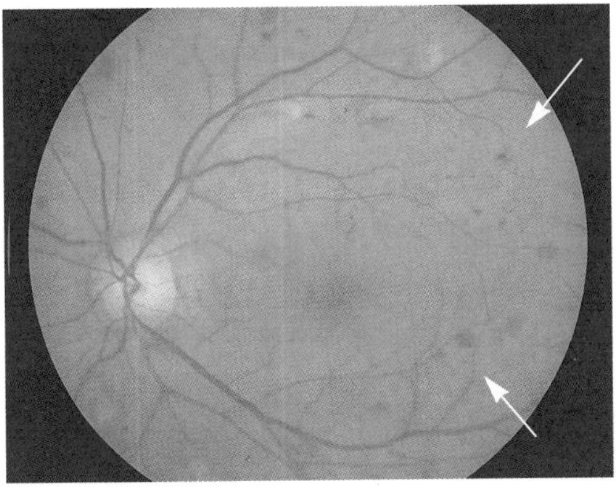

圖7.6 視網膜出血。

視網膜病變分期

視網膜病變一般約略可分為三期：（1）非增殖期；（2）前增殖性視網膜病變；（3）增殖性視網膜病變。分別略述如下：

第一期

此期又稱之為非增殖期，在這一期當中，靜脈首當其衝，開始出現靜脈瘤，並開始有血液滲出的情形。因此此時視網膜可以看到一些特徵如血管瘤（靜脈瘤）、硬滲出物（因血管瘤造成的水腫及類似脂肪的物質）及視網膜出血（見圖7.6）。

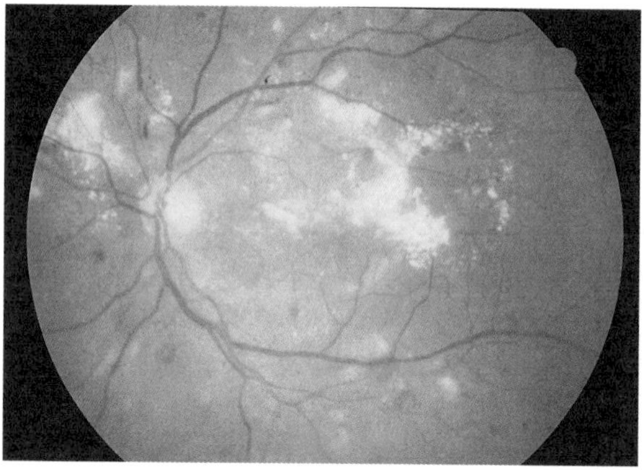

圖7.7　前增殖性視網膜病變。

第二期

第二期又稱做前增殖性視網膜病變。若第一期繼續惡化，則變成第二期。在此期中，血管持續被破壞，因此血流減少。視網膜所需要的營養及氧氣，都無法順利供應，因此變成局部缺血。此時視網膜的特徵是：靜脈擴張及棉花狀斑（因缺血而梗塞）等。但此時，病患本身還是沒有症狀。這就是糖尿病可怕的地方。雖然不是完全能夠預測，但可以想像到，在這時候身體其他地方的血管，也不會好到哪裡去了（見圖7.7）。

第三期

增殖性視網膜病變。這裡所用的形容詞—增殖性，主要是指「微血管」的新生而言。因為視網膜其他的地方缺血，因此身體為了彌補這個問題，開始增生新的微血管，目的是要將氧氣及養分供應到缺血的視網膜。但新生的血管，因較脆弱，同時也較長，所以很容易斷裂，造成更嚴重的出血。若是出血在玻璃體中，則會把原本透明的玻璃體變成不透明，進而影響視力。再加上有些病友會合併視網膜剝離（視網膜離開了所依附的眼球壁，此為剝離現象，會因此無法正常的看見東西），更增加了失明的嚴重性（見**圖7.8**）。

如同剛剛所提到的，黃斑部是視覺最清楚的地方，若是有了出血或硬滲出物，則不管在哪一期，視力會立刻快速消退。因此定期的眼科檢查，是必須的。

至於如何定期檢查、預防及治療，我們將在下面的章節中為您提到。

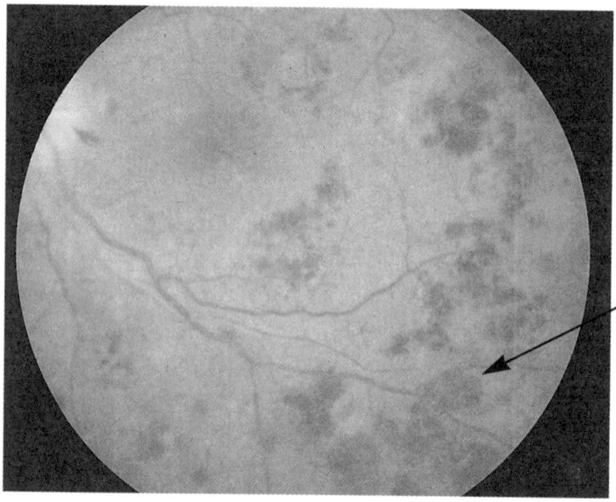

圖7.8 增殖性視網膜病變。

⊕ 冠狀動脈疾病

【案例十四】

尤先生，六十五歲男性。主要的問題便是突發性的胸痛，約有六個小時。尤先生糖尿病有八年了，控制得不是很好，飯後血糖都在二五〇至三〇〇毫克／百毫升中間。他另外有高血脂與高血壓的病史，也是斷斷續續的治療。他每天大約抽一包的煙，已抽了四十年。住院當天的早上，突然發生胸痛。剛開始，他還不知道怎麼回事，忍耐了一下。但後來越來越痛，因此就先到一家小醫院急診。小醫院就跟他講說是心肌梗塞，請他轉到大醫院。因此他才轉到本院急診室。在急診室中，心電圖一做出來，就是標準的心肌梗塞的情況。為了節省時間，立刻給予血栓溶解藥物治療，同時轉入加護病房。但不幸的是因為胸痛時間太久，又來勢洶洶，在轉入加護病房後，並沒有如預期的血栓被溶解掉。因此在第二天，就過世了！

【解析】

依著身體的順序往下，談到了我們的心臟。

心臟的構造

只要一旦得到糖尿病後，心臟病的機率則增加為正常人的二至四倍。糖尿病和其他的一些因素，譬如高血壓、抽煙、肥胖、高膽固醇等，合稱為危險因子。若是危險因子越大，則得到心肌梗塞及中風的機率就越大。

前面亦提到過，心臟的血管，跟我們腦部一樣，只有一套血管。心臟的血管因較粗，所以有時在討論糖尿病的併發症時，將冠狀動脈及大腦動脈歸類於大血管疾病。而其他的視網膜病變、腎病變等，則被歸類於微血管病變。這樣的分類是有臨床上的意義的，因為這兩大類的併發症，他們發病的機轉、病程及結果都不一樣。

心臟上的冠狀動脈由正面看過去，在左邊的兩枝分別是左前枝及迴旋枝（因由左邊繞到心臟後面），右邊只有一枝，為右枝（見圖7.9）。這些血管，經年累月的受到各種的危險因子侵犯，會逐漸硬化、阻塞。

冠狀動脈的硬化，不是只有在糖尿病的病友身上發現，另外在高血壓、高血脂的病友身上，亦很常見。

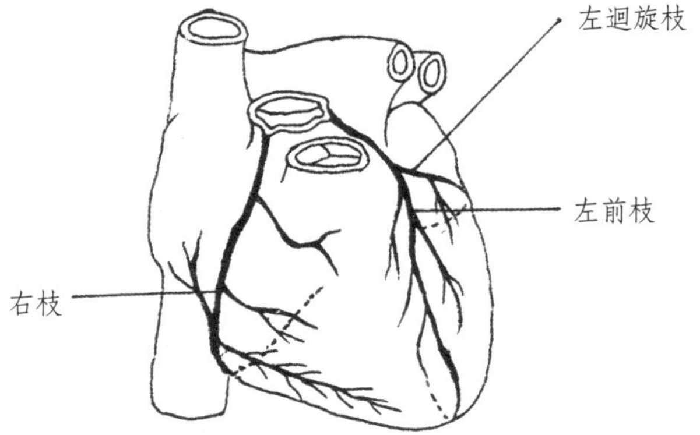

圖7.9　心臟血管的分布圖。心臟血管，主要有三枝。分別是左前枝、左迴旋枝及右枝。任何一條堵塞，都會造成很嚴重的後果。虛線表示心臟後面的血管。

二十五歲開始老化

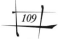

在越戰時，很多年輕的美國大兵不幸戰死。在解剖了他們的屍體後，發現即使是二十五歲的年輕人，都會開始有冠狀動脈粥狀硬化的情形。由這個角度看來，人體過了二十五歲，就開始老化了！我們買車，過了五年就算是老車了，要定期保養；連車都要如此的照顧好，那人體呢？過了一定的年限，能不做健康檢查嗎？一定要健康檢查，如此才能確保自己的身體一直處於最佳的狀態。

定期健康檢查

很多人會逃避，認為：「不做檢查沒問題，做了檢查，就發現更多的問題！」但是，若是真的有某個疾病潛伏在身上的話，及早發現，或許還可以做些處理。若拖過了一段時間，可能就延誤了治療的時機，讓疾病坐大，甚至不可收拾了！疾病不管我們去不去檢查，它都會存在那裡，更不會因為我們沒有發現它，它就不會危害我們的身體！

這種情形，在癌症的病人身上最為明顯！若是有了癌症，當然要越早發現越好！因為可能還在0期、或是1期時，尚未轉移，就被我們發現了。一旦轉移出去，就來不及了！

動脈硬化

所謂的「冠狀動脈硬化」，即是在血管壁的內皮上，有著粥狀變化。這個粥狀變化，是由血小板、纖維組織、膽固醇等混合而成。平時就會將血管的管壁造成部分阻塞，有時更會突然的出血、形成血栓，造成急性堵塞。此即「突發性的心肌梗塞」。

糖尿病病友為何較易有冠狀動脈粥狀硬化呢？主要原因不外乎下列幾點：

1. 血小板較易凝結。
2. 血脂肪較不易被肝臟清除，因此會堆積在血管壁中間。
3. 血管壁本身構造也不正常，往往會有鈣化的現象，變得較硬或脆。

這些因素造成的血管壁的破損（見圖7.10）。會有血脂肪、血小板凝集在這個地方。因此造成了血管壁的粗糙不平，更加重血小板的堆積、血栓的形成，最

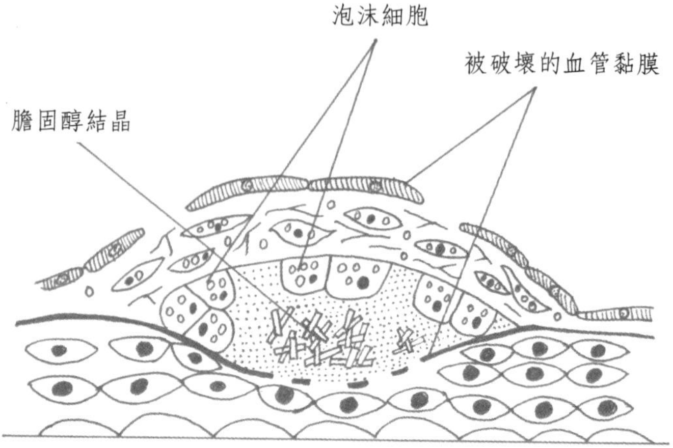

圖7.10　粥狀動脈硬化的解剖圖。可以看到被破壞的血管上皮，與其中的膽固醇結晶及泡沫細胞！

後當然就堵塞了！

心絞痛

運氣好的病友，在冠狀動脈粥狀逐漸硬化的過程中，有些警訊。早期出現的症狀，是運動時胸痛，尤其在爬樓梯、提重物時，胸口會有悶痛。這種「痛」，有時好像一塊石頭壓在胸膛上，其實根本是「悶」的成分較多。可能會伴隨冷汗的出現；痛有時會傳到背後，或是左手臂。當然，休息一下就會好，但是若不去處理，情況會越來越嚴重。運氣不好的病友，則會突然發生心肌梗塞，讓人措手不及。在糖尿病的病友中心肌梗塞的症狀，更是輕微，這可不是一件好事。有時病友連悶痛都不會出現，只有運動時氣喘及出冷汗，這些主要是因為糖尿病的病友的神經病變——包括自主神經病變等，因此根本都不會感到疼痛。這又再一次的可以提醒病友——「沒有症狀，不等於沒有疾病」。不痛的心肌梗塞，更為危險，也更會讓人措手不及。這些心肌梗塞的病友，根據統計，有三分之一到不了醫院就會過世。要強調的是，這是國外的統計資料。國外的救護車上面，就有治療師在車上，同時車上有一般的急救設備。因此急救的過程，在車上就開始了。國內目前為止，尚未有類似的設備，因此死亡率可能更高。電視劇中常會有老人家一興奮，或是生氣，就過世了的劇情。這些大都是心肌梗塞造成的。雖然有些誇張，但也不算離譜。心肌梗塞實在是一大殺手之一！

抽煙與二手煙

國人對這方面的認識，跟西方國家比較起來，還是差了很多。舉例來說，抽煙就是一個很好例子。很多糖尿病病友，在得了糖尿病之後，仍舊繼續抽煙。對於抽煙所能造成的傷害，要不就是一知半解，要不就根本不予理會。勸他戒煙時，病友常會說：「年紀那麼大了，只有這個嗜好。戒也戒不掉！死了也就算了！」雖然是在開玩笑，但問題在於真正的一下子走了也乾脆。很多病友，不會一下子就走掉。例如因為抽煙，造成了中風、半身癱瘓等問題不會「一下子走」掉。不但影響自己，更影響家人呢！

更有些人，仍在餐廳或公共場合抽煙，讓旁人吸二手煙。在西方國家中，早已不准在室內抽煙，國內亦有明法規定。也許是民族性的問題吧！很多人明知故犯。不是我們在歧視抽煙的癮君子，而是他人抽二手煙時，往往對身體的傷害更大。因此，每個人都有維護自己基本健康的權力。在室內吸煙，的確嚴重的妨礙了他人的自由和健康。這些觀念，不知道哪一天，才能夠為大多數的民眾所能接受！

8 糖尿病的慢性併發症（二）

糖尿病的病友，血管都不好，因而很容易阻塞！使得糖尿病友截肢的機率竟高達正常人的五倍。在動脈剛開始發生阻塞時，小腿、大腿及臀部在走路時會疼痛。即使在休息時，疼痛也會持續下去。只有在將腿抬起，靠在較高的物體上時，才會稍稍緩解。因此，這種病友，常需要在椅子上睡覺。

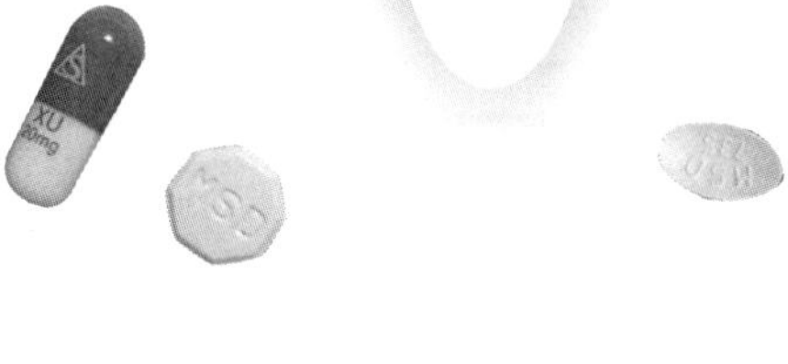

⊕腎臟病變

【案例十五】

黃先生，五十歲男性。主要問題是兩小腿水腫約六個月之久。黃先生得到糖尿病已有十年了，雖然他一直在服用藥物，但血糖控制的也是高高低低，並沒有理想中的那麼好。他同時也有高血壓及高血脂。也是一樣，他並不在意。他在兩年前，已經因為糖尿病足，做過一次截肢了！但是仍舊是煙照抽不誤。甚至在住院期間仍躲在病房裡的浴室中，繼續的抽煙。

住院期間，我們做了一系列的檢查，發現黃先生的尿素氮及肌酸酐約是在三十五毫克／百毫升及二・五毫克／百毫升。但二十四小時的蛋白尿，高達十

一．五公克／天。血中的白蛋白，因為由腎臟流失，因此亦較低。體重因為水腫的關係，比原先重了三公斤；也因為持續水腫，開始給予口服利尿劑及補充血漿，但效果不佳，逐漸的連腹部也開始水腫。因此，就把口服利尿劑，改成靜脈注射，然後再加量之後，小腿才逐漸消腫，而回復了原先的體重。他出院的那天，我很誠心的跟他說，希望下次不要再看到他了。但我的內心知道，他要是老毛病不改，很快的，我們又會再見面的！

【解析】

腎臟病也是糖尿病病友的一項重要死亡原因。在得到腎臟病變之後，會更加重其他的併發症，如中風、冠狀動脈疾病等。對於自己、家庭及社會，都會造成很大的負擔。試想，每週三次的血液透析（即一般人所講的洗腎），每次要花好幾個小時，是多麼的不方便！但為了身體的健康，這種犧牲也是無可奈何的！

在瞭解腎臟病變之前，先要將幾個名詞解釋一下：

尿毒

一般所謂的「尿毒」，是指血液中的尿素氮而言。它是一種需要由腎臟排出體外的廢物，若是腎臟功能變壞了，則尿素氮無法被排出體外，在血中就會升高。一般的尿素氮是二十四毫克／百毫升以下，當增加到一〇〇毫克／百毫升時就算是腎衰竭了。

肌酸酐

肌酸酐較不易為一般人所瞭解，它跟尿素氮一樣，也是人體不需要的廢物中的一種。在腎功能衰竭的末期，它會由正常的一・二毫克／百毫升增加到十毫克／百毫升左右。

因此尿素氮的極限是一〇〇毫克／百毫升，而肌酸酐的極限是十毫克／百毫升左右，相當的好記。

二十四小時小便

上述兩種成分，會受到很多因素的影響，例如像脫水、年齡或體重等。因此，只驗肌酸肝與尿素氮並不十分準確，另外一種方法是收集二十四小時的小便，去計算其中所含的肌酸酐及尿蛋白。我們稱之為肌酸酐清除率。這種方法，是評估腎功能較為精確的一種方法。正常的人的肌酸酐清除率約為一〇〇毫升／分鐘左右，當降到十五毫升／分鐘時，真的要考慮洗腎了。

病變因素

另外，會造成腎臟病變的主要因素有下列幾點：(1)高血糖；(2)基因或遺傳的因素；(3)高血壓；(4)高血脂。以下茲就這四項因素加以說明：

高血糖

血糖控制好壞，對腎功能有絕對性的影響。血糖愈高的病友，其腎功能損失愈快。即使有些病友已有腎衰竭的情形，也要為了避免其它的併發症而控制好血糖。

基因或遺傳的因素

有些病友，在得了糖尿病之後，並不會發生腎病變。而有些人則相反，雖然血糖控制得還不錯，但腎功能卻越來越差。由此可知遺傳可能扮演了一個重要的角色。

高血壓

高血壓本身便有可能造成腎病變，因此血壓要控制的很好才可以。根據研究，理想的血壓應少於一三五／八五毫米汞柱。糖尿病的患者，血壓高是一很常見的合併症，而一般來說，不管原因為何，血壓只要超過一四〇／九〇毫米汞柱即算有高血壓。

很多病友的血壓，多在一四〇／九〇毫米汞柱以上。但當醫師請他定期服用藥物時，他便自行改變醫師的醫囑。或是「自己感覺血壓高時才服用」，要不就是「自己把血壓藥物減量」。其實，血壓是一個相當不穩定的指數。當您安安靜靜的坐著量血壓時，可能是一四〇／九〇毫米汞柱。因此您會認為不高，不需服藥。但問題是，要是遇到高興的事、生氣的事或跟人吵一架時，您的血壓又會是多少呢？很多人就是因為這些因素，血壓突然增高，而引起中風！我們不可能無時無刻的量血壓。在靜坐的時候血壓就已偏高了，遇到一些刺激時，血壓是否會升得更高而到危險的地步呢！再試想，一位病患的血壓是一二〇／八〇毫米汞柱，另一位病友的血壓是一六〇／一〇〇毫米汞柱。試問，哪一位病友的心臟會用的久呢？一直沒事讓自己的血壓持續在偏高的狀態，是一種錯誤的作法。這樣會讓心臟做較多的工，當然也會較累，且真的等到有症狀的時候，就是心絞痛或中風了，而且它所造成的傷害，已經來不及彌補。

很多病友認為「藥愈吃愈嚴重」、「吃藥會傷腎」，但別忘了，台灣地區十大死因中，有高血壓、糖尿病、中風等，但卻沒有一項是吃藥。因此每天吃一兩顆藥、將自己的血壓控制好，絕對是好處多於壞處的！

有一種二十四小時的血壓計，綁在身上，一天可以量很多次的血壓。不論你在吃飯、睡覺或是走路時，它可以很精確的告訴你，一天當中血壓的高低。但因成本很高，一般的醫院並沒有此項設備，健保也不給付。

有些病友又會問，吃血壓藥有沒有副作用。答案是：「當然有！」但就連水喝多了，飯吃多了，都會有「副作用」，更何況是藥物呢？我們要考量的不是「血壓藥有無副作用」，而是「血壓藥的副作用」對身體傷害較大，還是「高血壓」對身體的傷害較大，而在兩害之中取其輕！

高血脂

高血脂也是跟糖尿病一起發生的難兄難弟。血脂肪越高的人，腎功能變壞的情況也就越快。

腎臟病變的分期

腎臟病變的發生，一般都是遵循著一定的步驟。這些資料，大都是第一型糖尿病的研究結果。但一般來說，第二型的糖尿病病友，腎臟病變只會較嚴重。主要的原因是因為有其他的併發症及年齡老化等因素。因此在看這些資料時，要將這些因素考慮進去。這些分期如下：

1 在開始出現腎臟病變時，腎臟會腫大，然後出現微量尿蛋白。若血糖控制較好，微量尿蛋白會消失。

2 平均起來，在發病後兩年，腎臟裡面的基底膜開始變厚。它就是將雜質過濾出去的「濾紙」。濾紙出了問題，腎功能當然受到很大的影響。

3 在發病後的第十至十五年中，稱之為「安靜期」。此時，尿蛋白持續出現，但不嚴重。

4 在發病後的十五至二十年中間，尿蛋白變得較嚴重。此時每天會排出大約〇・五公克以上的尿蛋白。這時候，便進入了大量尿蛋白期。此時的腎功能，更加的惡化，且已走上了不歸路了。

5 第十七年左右，尿素氮（尿毒）開始上升。此後的肌酸酐廓清率大約每年下降十一毫升／每分鐘，腎衰竭是無法避免了！此時腎臟開始縮小。

6 第二十年，進入尿毒症。需要接受血液透析的治療。

其他相關併發症

除了尿蛋白及腎衰竭之外，糖尿病病友還容易罹患下列疾病：(1)尿道感染；(2)腎盂腎炎。

尿道感染

因為許多的原因，諸如抵抗力變差、血糖偏高等因素，因此細菌特別喜歡停留在糖尿病的病友尿道中。尤其在女性的病友，因為尿道較短，因此很容易被細菌入侵，順著尿道、膀胱、輸尿管、腎臟的路徑，往上感染。一旦感染，血糖控制會變得很差。反過來說，因為血糖控制不好，所以感染會較嚴重。這些在糖尿病的病友身上都是很常見的。

腎盂腎炎

所謂的腎盂，是腎臟中的一個空腔，所有由腎臟製造出來的小便，都會集中到此，然後送到輸尿管中。腎盂這個地方，若是受到感染，則症狀會很嚴重。病友會有腰痛、發燒、膿尿及發冷等症狀。若是沒有及早發現或處理，往往會造成嚴重的感染。由後腹腔往上下侵蝕組織，產生氣體。此種狀況，稱為氣性壞死，死亡率高達80％，幸好這種情況很少見。治療方面只有一種的選擇，便是開刀，將膿引流出來。若是病友情況不適合開刀，則另可請放射科的醫師，在產膿的地方，放進一根管子，將膿引流出來，才能救命！

⊕ 神經病變

【案例十六】

莊女士，六十四歲女性。主要的問題是，晚上睡覺時，足底有類似觸電的感覺，這種情況，大約有三個月。莊女士有糖尿病十二年了，一直很注意自己的血糖控制。按時的吃藥做檢查，是一位非常配合醫師的病友。除了糖尿病之外，她並沒有其他的慢性病，同時也不抽煙喝酒。

這次症狀，主要是在三個月之前，她就開始有輕微的腳底痲痲的感覺，後來這種感覺越來越清楚，尤其到晚上夜深人靜時，更是明顯。因為不勝其擾，就來求醫，經診斷後發現是對稱性周邊神經病變。

【案例十七】

盧先生，七十一歲男性。主要的問題是有一天沒有小便了。他有糖尿病十五年了，大約在三年前，有過一次中風。之後便行動不便，家裡的人又都要上班。因此將盧先生送到安養院中去。

在安養院中，照顧得還算不錯。服藥及一些簡單的檢查，都有照醫師的建議去做。但突然在住院前一天，沒有小便了。因此被送到急診室。

到了急診室之後，身體檢查起來，除了中風的症狀之外，最主要的是下腹有一個腫瘤，推測起來，像是膀胱。因此就給予超音波檢查，證實是膀胱田尿而脹大很多。

因此，在會診了泌尿外科醫師之後，放置了尿管。但因攝護腺肥大的關係，非常的不好放入。好不容易放進去之後，部分小便先慢慢的放出來，隔一段時間後再將其餘剩下的小便逐漸放出，同時安排了膀胱功能的進一步檢查。

【解析】

根據美國的資料，大約有7％至8％的第二型糖尿病病友，在一開始診斷時，就有了神經病變。這個比例，在大約二十五年後，會增加到50％。糖尿病的神經病變，一般亦可分為三種：

1 單一神經病變：單一神經病變包括了單一的周邊神經及腦神經。

2 對稱周邊性神經病變：為最常見的一種神經病變。

3 自主神經病變：自主神經病變往往是最嚴重的病變。

單一神經病變

單一神經病變主要是指糖尿病所侵犯的某一條神經。這些神經可以是坐骨神經（大腿後側）、股骨神經（大腿之神經）、正中神經（通過手腕的中間）、尺神經（前臂的尺骨邊）等等皆是。

另外，我們有十二條的顱神經，直接由大腦分出來。管理了許多重要的功能，大多跟視覺、聽覺、嗅覺等有關。顱神經也是常常受到侵犯的一些神經。

每一條神經所控制的動作都不一樣，因此，若此神經受到糖尿病的侵犯後，所表現出來的症狀也不一樣。例如說，正中神經受到侵犯後，病友的手腕會下垂，無法抬起來。又例如說第三條顱神經，管的是眼睛的移動及眼皮上抬，因此又被稱為動眼神經，若是壞掉了，則會有眼瞼下垂的情況。通常大多數的單一神經病變，自己會在幾週的時間之內改善，並不需要特別的治療。

另外，糖尿病的病友，會有肌肉萎縮的症狀。這種肌肉萎縮，除了肌肉變得較小及衰弱之外，亦會疼痛。通常常發生的部位像是在手上、手指間的指間肌肉、以及大拇指下方的肌肉（稱魚際）等都會被侵犯到。若是病友有了這種症狀，多是糖尿病已若干年了，另外也顯示病友可能有較嚴重的周邊血管病變。

對稱性周邊神經病變

人的周邊神經，有各式各樣的感覺。諸如震動、疼痛、溫熱覺、癢、輕觸覺、壓覺、本體感覺等。這些感覺，有很多是為了保護我們的身體不受到傷害而存在的。譬如說，腳指頭被一雙新皮鞋磨破了，很痛！正常人就會換一雙新鞋、穿雙新襪，或是在受傷的地方，貼上一片膠布，避免進一步的傷害。但糖尿病的病友，就沒有這樣幸運了。他們因失去了疼痛的感覺，會繼續的摩擦傷口，往往會造成更厲害的傷害。

所謂的本體感覺，是指自己知道自己身體的姿勢、部位及位置等。譬如說，我們閉著眼睛也應該知道自己的腳指頭在什麼地方。糖尿病的病友，這種能力也會消失，可怕吧！

猜猜看，最早消失的是哪種感覺呢？答案是震動覺。因此要知道自己的神經是否受到侵犯，就是要試試看自己的震動感覺有沒有消失！

糖尿病的慢性併發症（二）

神經病變為糖尿病病友最常見的一種併發症。若一旦有了神經病變，就等於自己的防衛力量，都消失了！

剛開始的症狀，多由腳指先開始。病友會有燒灼感、刺痛感及麻木等感覺。這種感覺，在晚上尤其明顯。有些病友會因為極端嚴重的撕裂疼痛、或觸電般的感覺，不勝其擾，甚至自殺了！

其實，大多數的這種疼痛，醫生可以大膽的告訴病友，這種症狀是暫時的，並不會持久。大約在幾個月或幾年後，就會減輕或是消除。但這並不表示病情改善了，相反的，這是表示神經完全的壞掉了。

有些病友，表面上並沒有任何的症狀。但是實際檢查起來，會發現很多的徵兆已經出現了。這種情形，反而更可怕。這又再一次的證實了我們之前所提到的：「沒有症狀，並不表示沒有問題」。所謂的糖尿病足，有很大一部分原因，就是因為如此而產生的！

因為沒有了保護自己的感覺，因此除了皮膚之外，關節也會受到傷害。正常人若是因為過度運動而造成關節及韌帶受傷，就會疼痛。自然而然，就會休息一陣子，等到受傷的地方恢復了，再開始運動。但糖尿病的病友，就沒有這種正常的保護作用了。當關節受傷後，因不會痛，病友還是持續的做運動，因此會讓受傷的地方，一而再、再而三的受到傷害。長久下來，形成了關節的變形，且往往因過度的運動，譬如慢跑，甚至會引起骨折而不自知！

另外，對於神經病變的檢查及治療，我們在下面的章節中會討論到！

自主神經病變

說自主神經病變為千面女郎，一點都不為過。因自主神經所管轄的項目太多了，因此若發生的問題非常的廣泛，對病友的傷害，也非常的嚴重！

至於何謂「自主神經」呢？我們無時無刻的不在進行一些不自知的身體功能，例如：呼吸、眨眼睛、心跳。控制這些動作的神經，稱為自主神經。

身體有些功能，大部分時間，是由自主神經來控制，但只要我們願意，隨時可以用意志力接管。譬如說，平常呼吸是不需要去控制的。但若是我們在森林裡，想要深呼吸一下美好的空氣時，就可由意志控制。眨眼睛亦是如此，平常時眨眼睛，不需要思考。但看到異性，想要用眼睛去傳情意，就拼命的眨眼睛，就是用意志去控制自主神經了。

但是有些自主神經的功能，又不是意志力所能控制的了。譬如說出汗、心跳等，就是很好的例子。

自主神經分為交感及副交感神經，對身體來說，一樣重要。但其功能是相反的！

自主神經病變的症狀，端視其功能而定，跟其他的神經病變一樣，並沒有特別之處。例如：(1)下肢不出汗；(2)姿勢性低血壓；(3)低血糖症狀不明顯；(4)泌尿系統功能失調；(5)糖尿病的腸胃道病變；(6)心臟血管的神經病變及姿勢性低血壓。

下肢不出汗

下肢不出汗的情形常會伴隨著上肢出汗過多，以為補償。

姿勢性低血壓

當患者突然改變姿勢時，就會因為低血壓而頭暈。最常見的是躺著或是坐著的時候，突然站起來。就會引發一陣眼睛發黑。嚴重時，甚至會昏倒在地上，撞到頭部。這種情況，很多人都經歷過，例如小時候因為開朝會而站立過久，也會有類似的感覺發生。糖尿病的病友，較為嚴重。

低血糖症狀不明顯

糖尿病的病友常會有低血糖的症狀發生。其症狀中，主要有流冷汗、心悸等症狀，這些都是交感神經興奮的情況。但是，也是一樣，當交感神經功能不行時，病友會沒有症狀。此時腦部就會較易因為缺糖而造成昏迷，相當危險！

泌尿系統功能失調

雖然有些病友在一開始，就以膀胱功能不全來表現，但畢竟這是少數。大多數的病友是沒有症狀的。頂多感覺到每次排尿的間隔愈來愈長，一直到最後：要不是膀胱因尿量過多而彈性疲乏；要不就是泌尿道的感染。

在男生另外要注意到攝護腺是否有肥大。肥大的攝護腺會阻塞尿路，造成小便無法順利排出。若時間過久，也會引起腎衰竭！

另外約有80％的自主神經病變的病友，都會有神經性膀胱炎的發生，而引起無法排尿。若時間過久，則會造成腎功能衰竭。因此，醫師要特別的留意這方面的問題！當懷疑到有神經性膀胱炎時，就應該接受膀胱鏡或是腹部X光的檢查，確定是否有此併發症，及其嚴重的程度為何？

當然，一般治療的效果不會很好，藥物只能有部分的幫助。病友應每隔三個小時去解一次小便，如此可以減低每次小便後所剩下的尿量。若不能如此，則這些尿量，因每次上廁所時，都無法排出體外，而變成「陳年老尿」，此便是造成膀胱發炎的主要原因！

每次病友來檢查身體時，一定要做下腹的扣診。所謂的扣診，即是只用一手的手指輕敲另一手的手指。當然，被敲的那些指頭，是放在病友身上的！如此所發出的聲音，可以幫忙醫生判斷，身體內部的狀況。

若是有長腫瘤或是膀胱因為尿量過多，此時扣診起來的聲音，便是實心的聲音，跟一般空心的聲音不同。

因為神經病變再加上血管硬化，陽萎在糖尿病的男生很常見，大約有75%的患者有此問題。陽痿最令人困擾的問題是在於有些人還是有慾望，但卻不能性交。

當然，別忘了很多的病友是因為服用某些高血壓藥物的副作用引起的陽痿！這些藥物停止服用後陽萎就會痊癒！

糖尿病的腸胃道病變

約有四分之三的糖尿病病友會有腸胃道病變的情形產生，而發病的部位，由食道到大腸都可能！我們由上而下來敘述的話，食道是首當其衝！但一般來說，食道的症狀較輕微，由燒灼感到吞嚥時疼痛都有可能！

我們在吃了東西之後，食物大約在四小時左右會由胃中完全排到十二指腸內。因為糖尿病長期的侵犯，會出現排空時間延遲、胃酸分泌減少等問題。看起來事小，但有些病友卻會因此而有噁心甚至於嘔吐的症狀。病友更會因為胃部消化的時間延長，會影響到了血糖的控制！另外，食物在胃中時間存留過久，會使得腸胃道的細菌滋生，造成一些其他的不適！

糖尿病的病友，另外有很高的比例會有便秘的情形，而腹瀉相對於便秘，亦是另外一項令人困擾的問題。

腹瀉本身是有定義的，要每天超過二〇〇克的量（一罐可樂是三七五C.C.，因此二〇〇C.C.不是太多），才算是有腹瀉。通常腹瀉較易發生在得到糖尿病時間很久，或是控制不好的病友身上！但若是腹瀉很厲害的時候，還是要考慮到非糖尿病所引起的因素，例如像小腸細菌過多、胰臟消化功能不足等問題！糖尿病所引起的腹瀉，通常都是因為神經病變而來的。

心臟血管的神經病變及姿勢性低血壓

正常的人在改變姿勢時，通常伴隨著血壓的變化。例如，當我們在坐下時，突然站起來，血壓雖會下降，但在很短的時間之內，就會回復正常。心跳亦會加快，使血液能快速流向腦中。

糖尿病的病友，這種能力也消失了。換句話說，因神經病變，無法在適當的時間之內將血壓、心跳，調適到一個正常的範圍。此時，就會造成病友頭痛、頭暈，甚至猝死（很少見）。

這種情形，除了在正常時會造成一些病友的困擾之外，另外就是在開刀時，往往會使病友由麻醉後恢復得較慢，或是有危險！

其他尚有許多的神經病變無法在此一一敘述！

⊕ 糖尿病足及周邊血管病變

【案例十八】

崔伯母，七十二歲女性。主要的問題是右足第二、三、四趾變黑壞死，達兩週之久。崔伯母有糖尿病二十年的歷史了。一直都在吃藥控制，血糖控制得還不錯。一週前，因為晚上出去散步時，不小心踢到了一塊石頭。當時並沒有感覺，回到家中，傷口流血也不是很多，因此沒有太在意，隨便包紮了一下。沒想到在接下來的幾天當中，傷口開始發炎變黑。她趕快服用了一些消炎藥，但傷口完全沒有好轉，反而變得越來越嚴重。因此，她就到本院求醫。

我們剛開始時，給予靜脈注射抗生素。傷口用優碘清洗包紮。照了一張X

光片，看到底下的骨頭，都已壞死，因此決定要截肢了。

但崔伯母本人堅決的反對，家人也都支持她，不願接受截肢。此時雖然給崔伯母用了高壓氧的治療，傷口情況雖有好轉，但已壞死的地方，仍舊毫無動靜。雖經我們多次溝通，但效果都不好。因為持續發燒，後來逐漸出現敗血症的症狀，血壓下降。崔伯母的神智開始不清。此時家屬才知道情況不對了，要求外科醫師作截肢手術。手術之後回復狀況良好。

【解析】

動脈與靜脈

人的血管，分為動脈及靜脈兩種。動脈是由心臟送血到全身各地的血管，靜脈則是將血送回心臟的血管。因動脈壓力較高，所以若是破裂時會造成大出血，因此都是隱藏在身體的內側，或是較深部的地方。相反的，靜脈則是我們肉眼可以看得到的，在皮膚下面，一條條的「青筋」便是。一般抽血，就是抽靜脈裡的血。

當靜脈阻塞時，病友在阻塞部位會浮腫。但不會有什麼明顯的不舒服。因此往往等到較厲害時，才會求醫。相對於靜脈阻塞，動脈阻塞則較嚴重。若是不及時處理，在數小時之內，就可能會造成組織的壞死。想像一下，我們將一根橡皮筋緊緊的綁在手指上，過不了多久，就會開時發紫、疼痛。這就像是動脈阻塞的情形一樣！

糖尿病的病友，血管都不好，很容易阻塞！因此，糖尿病友截肢的機率是正常人的五倍。主要的原因在於膝蓋以下的中小型動脈堵塞的機率很高。此時再加上微小血管病變、神經病變、抽煙、高血壓、高血脂，自然就會造成嚴重的糖尿病足。

動脈在部分阻塞後，剛開始，小腿、大腿及臀部在走路時會疼痛。即使在休息時，疼痛也會持續下去。只有在將腿抬起，靠在較高的物體上時，才會稍稍緩解。因此，這種病友，常需要在椅子上睡覺。

先天不足的腳

糖尿病病友的腳，如剛才所說的在先天上有許多的缺陷。使得我們的病友，很容易罹患糖尿病足。因為神經病變，於是該出汗的地方不出汗，又造成皮膚乾裂。另外還有一些其它造成糖尿病足的原因：

1. 關節的變形。一方面是因為年齡大了，另外一方面是糖尿病病友們，本身容易得到一種特殊的關節病變。
2. 血管易阻塞，所以會缺氧。
3. 神經病變會造成痲木、沒有感覺，且易形成雞眼，若用銳利的刀片去清除雞眼時，一不小心，就會造成傷口。又有時候，因為皮膚皸裂，或穿新鞋等，有了傷口。但因神經病變，所以不痛不養，病友並不會再換一

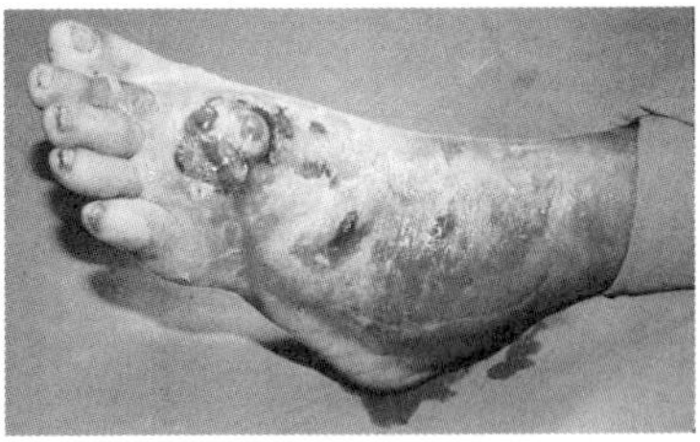

圖8.1　左腳外側壞死傷口，此傷口可以看到很多分泌物，表示至少還有部分的抵抗力。

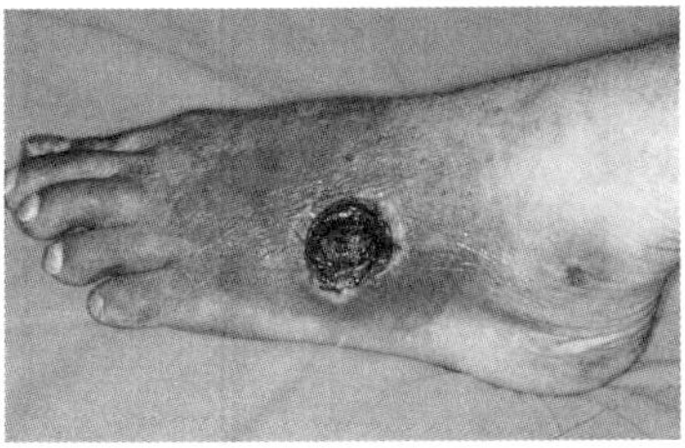

圖8.2　與上圖類似的傷口，但很明顯的，分泌物較少，意味著病友的足部循環較差。此種傷口，較難癒合。

雙鞋，或是改變走路的姿勢。因此不自覺的重複在已經受傷的皮膚上面，給予更大的刺激。

不同的傷口

糖尿病足一旦發生了，進展的速度非常的快。往往在幾天之內，腳指頭就變黑了。讓人措手不及。

有些病友則相反，一個傷口，可以拖上十天、半個月，都不好。讓人覺得奇怪的是，即使如此很多病友們也不在乎！無形之中，傷口越陷越深，侵犯到骨頭，造成了骨髓炎，後果就非常難以收拾了！

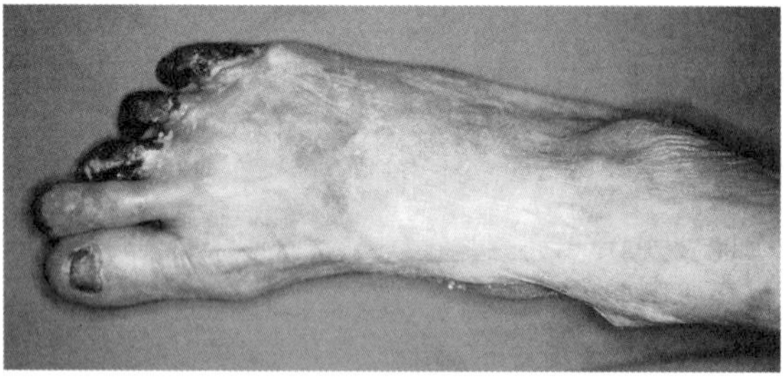

圖8.3　此病友的足部第三至第五趾乾性壞死。第二趾有紅腫及分泌物，這種現象表示至少還有抵抗力。這位病友的皮膚上的毛細孔消失，皮膚變得較光滑脆弱，較易受傷。

一般人有了傷口之後，會有紅、腫、熱、痛等發炎反應。這表示你的身體在跟細菌打架。白血球的屍體，就是一般所謂的「膿」。糖尿病的病友，在有傷口時，往往跟正常人不一樣。因發炎反應較輕微，所以傷口沒有什麼紅、腫、熱、痛等感覺（見圖8.1）。這不是好現象，此情形的出現表示這種病友已經沒有抵抗力了！甚至於傷口乾乾的，看不到任何分泌物（見圖8.2）！

另外的傷口會使整個腳指頭發黑，若是都不去處理的話，最後會自行脫落，在醫學上，我們稱之為乾壞死（見圖8.3）。

9

平時的檢查項目

糖尿病的病友在平常看門診時要做哪些檢查？在住院時要做哪些檢查？這些檢查代表什麼意義？怎樣去判讀呢？這些事情非常重要。越是瞭解自己的疾病，就越能與糖尿病作戰！

糖尿病的病友在平常看門診時要做哪些檢查？在住院時要做哪些檢查？這些檢查代表什麼意義？怎樣去判讀呢？這些事情非常重要。越是瞭解自己的疾病，越能跟糖尿病作戰！

很多病友每個月去例行拿藥、吃藥。卻從來不去關心到底藥物的效果如何？各種糖尿病的指標，目前狀況如何？當然，這種病友，至少有在吃藥，還算好。還有很多病友不吃藥的更是嚴重。但既然在吃藥，就應瞭解吃藥後的狀況！本章的目的，就是在說明這些檢查！

⊕ 血糖

血糖檢查，看似簡單，其實裡面還是有些需要知道的細節。大致上分起來，血糖有分空腹及飯後兩種。

若有人問，我到底有沒有糖尿病？回答此問題，一定要驗空腹血糖！因此

平時的檢查項目

空腹血糖是用來做診斷的。診斷的要件，前面章節已提到過，在此不再重複！

有很多人，會要求醫師幫他做個飯後血糖來決定是否有糖尿病。這種情況是不正確的！道理很簡單，所謂飯後，每個人吃的食物不同，驗血的時間不同，是不能比較的。

舉例來說，某位先生吃了一碗稀飯，然後三個小時後驗的血糖，自然與另外一位小姐，在吃了一塊麵包之後一個小時所驗的血糖。因基礎不一樣，無法比較，也不能評估哪一個人的血糖較高、而哪一個較低！

而飯後的血糖，其主要的目的是用來追蹤病友血糖控制得如何。

很多的病友，會不知道正確血糖的驗法。空腹血糖，是請病友帶著早餐及藥物到醫院或診所，先去驗血糖後，再吃藥及飯。如此若要再驗飯後血糖時，病友才會因吃過食物及藥物，才能驗出正確的飯後血糖。

早上才叫空腹

在此要特別強調的便是所謂的空腹，一定指的是前一天晚上吃過晚飯後，第二天早上沒有進食，但可以喝水，此時才是真正的空腹。很多病友，下午或晚上來到醫院，說：「我從早上就沒有吃東西到現在，想驗一個空腹的血糖！」必須注意的是，如此不但沒有辦法得到正確的血糖數值，反而可能會造成低血糖的嚴重副作用！絕對要避免這種情形的發生！

飯後的血糖

飯後血糖標準的驗法，是早上吃過藥及「平常吃的早餐」後兩個小時驗的血糖。特別值得一提的是，「平常吃的早餐」是非常的重要。

很多病友，潛意識中，為了要得到一個較好的血糖數值，因此就在要驗血糖的前天晚上或當天早上，特別的少吃。如此一來，血糖數值當然很低。但一個月當中其他的二十九天，每天大吃大喝，不注意控制飲食。這種血糖，無法反應真正病友的狀況。雖然病友的心態值得諒解與同情，但卻於「病」無補！

因此在驗血糖時，我們病友一定要抱持著一種心態，這個血糖，不是驗給醫師看的，是驗給自己看的！

在驗血糖的當天，平常吃什麼，就吃什麼。早餐及服藥都應該依平常時間為準，甚至運動時間都不要改變，如此才能真正驗出一個真正準確的飯後血糖。才能幫醫師，也能幫自己！

血糖多少才是好

驗血糖的方法瞭解之後，就要問問自己，血糖控制到多少，才是好？有一個現象很有趣，很多病友在罹病多年後，竟不知道血糖應該控制到多少！這就有點像我們在跟糖尿病作戰，卻不知道怎樣才叫打贏！我們不只是要吃藥控制，還要知道血糖控制得如何！控制糖尿病，不應該「只問耕耘，不問收穫」，我們既要問耕耘，也要問收穫！

前面講過，正常人的空腹血糖，應該是在一一〇毫克／百毫升以下，而飯後一個半小時到兩個小時的時間，血糖最高，但不應超過一四〇毫克／百毫升左右（跟吃的食物有關）。因此，控制血糖應以這個標準來做為我們控制的目標。但因飲食控制相當的困難，同時也要避免低血糖的發生，我們應該將這標準稍稍提高一點。因此，飯前空腹血糖應控制在一〇〇至一四〇毫克／百毫升之間，飯後血糖，應該在一四〇至二〇〇毫克／百毫升之間。

美國糖尿病協會對這一點的建議只有一句話：「在沒有低血糖的情況下，越低越好！」雖然是簡簡單單的一句話，但實在是不容易做到！

糖尿病的病友，因為服用藥物，所以血糖的降低是因藥物作用的結果。只要藥物夠量，血糖就會一直往下降到危險的地步！這點跟正常人不同，雖然正常人的空腹血糖可能會低到五〇至六〇毫克／百毫升，但到了這一地步，身體會自然將血糖控制在安全的範圍之中！因此病友服藥，要小心避免低血糖。

飯前飯後哪一個準？

到底飯後血糖及飯前血糖，哪一個準呢？其實這個問題，見仁見智，有很多種不同的說法！但有幾個說法比較支持飯後血糖較為準確：

1 飯後血糖，大部分高於空腹血糖。因為控制的目的，就是要將較高的那次血糖，降至正常。舉例來說，若某位病友的空腹血糖是一四〇毫克／百毫升，飯後血糖的範圍可由一〇〇毫克／百毫升到三〇〇毫克／百毫升都不一定！但反過來說，飯後血糖若是二〇〇毫克／百毫升，則飯前的血糖較少機會超過這個數值。因此，要看，就看飯後的血糖，因為它較高，如此才較能掌握。

2 一個人一天當中，處於飯後的時間較長。真的空腹，算起來差不多由晚上九至十點開始，到第二天清晨，大約有十個小時。這還是指病友沒有吃宵夜的狀況而言。其他的十四個小時，都是在「飯後」的狀況，因此飯後血糖所代表的時間較長！

3「糖化血色素」是另一種檢查血糖的好方法，在下面會有介紹。飯後血糖，跟糖化血色素的相關性較高。意思就是說，糖化血色素比較能反應出飯後血糖的高度，而非飯前血糖。

總之，若只能驗一次血糖時，我們會希望病友驗飯後的血糖。若血糖超過前面所說的標準，到達三〇〇至五〇〇毫克／百毫升時，病友並不會馬上出現急性的問題，但幾年之內絕對會有很多併發症漸漸出來。但一般來說，血糖高到七〇〇至八〇〇毫克／百毫升以上，則大多數的病友會出現神智不清的現象，這就是前面所提的所謂的「高血糖高滲透壓昏迷」。

因此，只要情況許可，一定要將飯後血糖控制到二〇〇毫克／百毫升以下。

是否需要買血糖機

常常有病友問，要不要買血糖機呢？此問題主要還是要看病友的經濟情況及血糖而定。若是病友的經濟情況許可，那麼買個血糖機有兩個好處：

1 經過長期的測驗觀察，可以瞭解到每一種食物或份量，對個人血糖的影響。甚至有些病友知道自己吃一根雞腿血糖會有多高。

2 若是懷疑有低血糖時，可以隨時自己檢查。很多情形，病友抱怨有出冷汗及飢餓感。當然，第一個就要懷疑到病友是否有低血糖。因為在服用降血糖藥物的病友，若吃得較少、腎功能不好時，隨時會有低血糖的可能性。血糖高，要造成致命的影響，需要一段很長的時間。但低血糖卻可以在很短的時間之內危及生命。因此，要確定有沒有低血糖，非常的重要。有狀況時若不能到醫院來，而到附近的診所又怕在路上持續血糖降低，此時若能有個血糖機，就可解決這個問題。

當然，血糖控制不穩的病友，則都應該都買個血糖機，隨時監測自己的血糖。尤其像妊娠糖尿病及注射胰島素的病友，更是需要。妊娠糖尿病的病友血糖控制的要求非常嚴格，不易達到十全十美。而注射胰島素的病友則是血糖變化較大，這兩種病友都有這種需要。

目前血糖機的價格不高，大約在三千元至四千元左右，只需簡單型的就好，不需要太多的特殊的功能。主要的花費，是在試紙。驗一次的成本大約要二十元左右。血糖機要買大廠牌的，因為日後的維修、保養、校正都很重要。

⊕ 糖化血色素

血糖在跟紅血球結合起來之後，稱之為「糖化血色素」。而紅血球的平均壽命是三個月。因此觀察「糖化血色素」的比例，可大約推算出來，在最近三個月當中，病友的平均血糖。

平時的檢查項目

前面提到過，有些病友為了第二天要驗血糖，因此前一天吃得較少。每次門診血糖都控制得很好，但各種的併發症卻越來越嚴重。此時，糖化血色素就派的上用場了！它會反映出來真正的血糖大概是多少！

現在一般都認為，糖化血色素是預測糖尿病的併發症最精確的方法了！但目前，每家醫院診所的標準數值不一樣，大約上限都是在6％左右。因此，若是控制得好時，糖化血色素應在6％左右，超過太多，則表示控制不良。

國外有醫師做過研究，到底怎樣去理解「糖化血色素」這樣奇怪的數字呢？公式在此：三七・六乘上糖化血色素，再減掉一一二・六，即是平均「飯後」的血糖！

⊕ 體重

【案例十九】

石先生，五十六歲男性，主要的問題是血糖一直控制不好，飯後大約在三〇〇毫克／百毫升左右。他有糖尿病約八年，這段期間一直在定期門診服藥治療中。但體重由發病開始的六十九公斤，到目前已重到八十公斤了！

【解析】

石先生是標準飲食控制沒有做好的病友，我曾經有跟他溝通過，但他一直都否認，說他自已是「喝水都會胖的人」。

體重看似簡單，但它可以提供我們醫師很重要的資料！在門診常會遇到兩種病友血糖高（指飯後超過二五〇毫克／百毫升以上）：一種是隨時間的過去，糖尿病變得比較嚴重，這種病友很擔心自己的身體狀況，而其根本的解決方法是調整藥物劑量，即加藥之意。

另一種病友，相反的，雖血糖也高，但其原因不是因為糖尿病比較嚴重，而是飲食控制及運動沒有做好。

要分辨血糖高的病友到底是上述哪種情況，最簡單的方法就是看他的體重。前者體重，會逐漸減輕，吃進去的食物，沒有辦法轉化為糖分吸收，因此體重會減輕。而後者則因為吃得過多，血糖才高，所以體重會逐漸增加。

當醫師在詢問病友，你是否最近吃得比較多，病友有時會否認，但再仔細問下去，通常還是會找到真正的答案！當然，若是因為飲食控制不好而血糖高，那麼根本的解決之道便是飲食控制而不是加藥！

平時的檢查項目

⊕ 尿液檢查

尿液檢查主要的目的是在看病友有沒有腎病變。前面的章節提過，早期的腎病變是以尿蛋白來表現。因此檢驗尿液，可以很清楚的追蹤腎臟的狀況。

一般來說，小便檢查分為兩種：一種是任意解一次小便來檢驗；第二種是驗二十四小時的小便。

第一種方法的好處是方便，病友隨時隨地都可以做。但較不精確。驗出來蛋白尿的數值是幾個加號，正常的人應是沒有加號的，換句話說，是減號。當出現一個加號時，是表示有微量尿蛋白，腎臟開始受到傷害了。加號愈多，蛋白尿愈嚴重，最高可有四個加號。

二十四小時的小便，另外可以提供一些很重要的資料，如「肌酸酐廓清率」。但因前面章節有提過，在此不再重複！

平時的檢查項目

收集二十四小時小便的方法雖然比較麻煩，但較精確。因此在此特別說明正確的收集方法：

1 在第一天早上的一個時間（例如八點），將小便完全排空。這些小便是屬於「昨天」的，不能收進來。

2 之後，每一次的小便，都要「完全」收集起來，一次都不可以漏。

3 第二天早上同一時間（八點），要去解便（不管想不想解，一定要解），這次的要收集起來。

4 若醫院或診所沒有供應容器，則宜用礦泉水的保特瓶來裝小便。小便需放在冰箱中。

5 若要上大號，別忘了，先解小便！

⊕ 心電圖檢查

糖尿病的患者，因具有較多的心臟血管疾病的危險因子，很容易得到心肌梗塞。更糟的是，因為自主神經病變的關係，病友就算是有心臟病也不會痛！因此須定期的檢查心電圖，可以早期發現沒有症狀的心肌梗塞！

另外，由於糖尿病的患者，在有了自主神經病變後，較易得到心律不整，這在心電圖上，亦是可以發現的！

⊕ 血液常規檢查

糖尿病的患者，常會有腎病變、營養不均衡等問題。因此會造成貧血！血液常規檢查，便是減查病友有無貧血的一種好方法。

正常男生血紅素應該是十三・五毫克／百毫升，女生因為有月經的關係，只有十二・五毫克／百毫升。若病友有貧血時，一定要去找原因，因為有很多時候貧血是與糖尿病無關的，因此我們應更加小心。另外，老人家若出現貧血，第一先要想到的是惡性疾病。

血液常規檢查另外可以看到白血球及血小板之數值，但這些與糖尿病較無關係，因此不在這裡討論。

⊕ 生化檢查

生化檢查方面，與糖尿病較有關係的有：(1)肝功能；(2)腎功能；(3)血脂肪；(4)尿酸；(5)眼睛等。分別敘述如下：

肝功能

身體裡需要很多催化劑，才能夠進行化學作用！所謂的酶（Enzyme），就是指這些催化劑。肝臟是一個大的化學工廠，其主要功能之一是解毒、代謝！其中有兩種酶：一是SGOT（又稱AST）；一是SGPT（ALT）。這兩種酶大多存在於肝細胞中。因此血裡所檢驗出來的濃度，大約只有四十單位。若肝臟因為任何原因受到破壞，細胞中的SGOT、SGPT就會被釋放到血液中，造成血液裡的這兩項數值變高，一般通稱為肝炎！

但其實SGOT、SGPT增加，只能表示肝臟受到破壞，有肝炎。跟一般所謂的肝功能，沒有絕對的關係，此時肝功能仍可能完全正常！

目前並沒有很方便的方法，可以測量肝功能，只能用肝臟所製造的兩個產物來代表真正的肝功能，一是白蛋白（Albumin）；一是凝血因子（Coagulation Factor）！但這兩項數值相當的遲鈍，意思就是真的等到開始降低時，往往都表示已到了肝硬化、衰竭的地步，情況已是非常嚴重了！

肝功能跟糖尿病並沒有直接的關係，糖尿病並不會造成病友肝臟的傷害，但是糖尿病患者在服用藥物時，需要考慮到肝功能。因為有些藥物，需要經過肝臟的代謝、分解，若肝功能不好時，這些藥物就不能服用。因此定期檢查肝功能是必須的！

腎功能

腎功能的生化檢查，亦有兩項：一是肌酸酐；一是尿毒。這些，在前面的章節中都有敘述到，在此不再贅述！

血脂肪

血脂肪分為膽固醇及三酸甘油脂。膽固醇又可分為高密度脂蛋白及低密度度脂蛋白。因為這些血脂肪過多時會造成中風、心臟病等併發症，因此皆必須定期的去檢查。

尿酸

尿酸並不是一個對身體傷害性很大的物質。在體內，主要是造成痛風及腎結石！兩者都不易造成生命危險！因此不像其它成分那樣的具威脅性。但當尿酸超過十二毫克／百毫升時，還是需要飲食控制及藥物治療的！

眼睛

若要檢查糖尿病友是否有神經病變時，最簡單的方法就是用手電筒去照射病人的瞳孔，看看瞳孔是否會在很短的時間之內會收縮。若超過正常人的收縮時間，則可以確定這個病友已經有了自主神經病變了！

另外，經過透明的眼角膜與水晶體，醫師可以看到眼底上的動靜脈。這是人體中唯一可以直接觀察動脈的地方。因此，眼底需要定期用眼底鏡檢查，看看有沒有視網膜病變的情形。

至於眼底的螢光攝影，則可以在早期就發現是否有眼底視網膜出血的情形！是個非常有用的檢查。

糖尿病的病友發生白內障的情形比一般人要多，也要早。白內障用眼底鏡就可以很容易的檢查出來。

㊉ 腦部檢查

雖然中風是糖尿病病友的一大併發症，但醫師卻無法做早期的診斷。目前，我們只能說若是血糖控制較差、血脂肪較高及血壓較高的病友，得到中風的機率會很高。但卻無法用一個精密或是單一的檢查，去得知中風是否發生。

主要是因為腦部的血管太細、太多，因此無法用血管攝影看到細部的狀況。病友在中風後，才有可能用腦部的電腦斷層或核磁共震來看受傷的範圍及位置。

頸動脈

在頸部有兩條頸動脈，將血液送至腦部。因此，若在裡面有了動脈硬化，這些硬化的物質，很容易由血管壁脫落，然後順著血路，堵到腦部，造成中風。因此，用聽診器聽一下頸部，可以聽到有血流過不規則的血管所造成的雜音。當然，用「都普勒超音波」更可以很清楚的看到血管受阻的情形。

㈩ 神經病變的檢查

前面的章節曾經提過，我們有各種不同的感覺、震動、疼痛、本體感覺、輕觸、溫覺等。而這些都是可以檢查的！

平時的檢查項目

震動

在糖尿病的病友，最早受到損害的感覺就是震動了。震動感覺檢查很簡單。一般是用音叉來作檢查。把震動的音叉，放在病友的手或腳上，然後請病友比較一下，手或腳上哪一邊的感覺較清楚、強烈即可！當然，手距離心臟較近，因此不易得到神經病變，反之，腳則較易有神經病變發生了！。若是病友說手上較清楚，而腳上感覺較不清楚就表示他有了神經病變了。

溫覺

用玻璃試管，裝著溫水及冰水。然後置放在病友的腳上，請病友感覺或分辨一下溫度。用此，可以評估病友對溫熱感覺是否有受到影響。

疼痛

疼痛的感覺，可用一支棉籤，輕刺病友的足部，看病友會不會疼痛。然後再跟手上的感覺比較！

輕觸

輕觸的檢查，可用棉花觸摸四肢，請病友分辨！

本體感覺

本體感覺方面可以要求病友平躺，然後輕輕的將病友的某根腳指，往上或往下移動，再請病友說出腳指的位置是往上或往下！

平時的檢查項目

⊕皮膚

糖尿病的病友，皮膚看起來薄且發亮。皮膚上的汗腺可能較少。嚴重時，可能會出現水泡，或甚至黃色斑點！

⊕心血管的檢查

心血管方面的狀況，可以用血壓的變化來做一個標準。這些檢查都很簡單，病友在家裡就可以自己做！

姿勢性低血壓

先要在床上躺平，量三次血壓，算出平均值，再要病友突然站起來，立刻量血壓。若是躺著量的血壓和站著量的血壓的差異超過二〇毫米汞柱時，就可以斷定有姿勢性低血壓。這是一個警訊，告訴我們，心血管神經病變已經發生了！

腳部的脈搏

腳上的血管是身體上距離心臟最遠的血管。在腳背上有一條動脈，仔細的摸，可以摸得到它的脈搏。這條叫做足背動脈。另外，在腳踝內部，有一條脛骨後動脈，亦可摸得到。這兩條動脈，在我們平常門診時，應該定期檢查。當脈搏逐漸減弱時，可能就意味著糖尿病足的機率，大大增高。

另外有個簡單的方法，可以大概的測量一下血管的血流量！請病友將腿由高處放下時，因血管阻塞，可看到病友腳部顏色由蒼白（缺血）恢復正常、紅潤的時間較慢，正常人則較快，此表示血流循環的速度開始減緩了！

其他方法

當然還可以由皮膚外面測量血中氧氣的壓力來評估血液循環。根據目前的研究，此方法可能較準。當然，最精確的診斷，需要靠動脈攝影。這種檢查需要打一根針到動脈中，然後將顯影劑打入血管。因為若沒有顯影劑，動脈血流是無法用X光照出的。這種方法，準是準，但較危險。

其他像超音波檢查動脈血流，亦可幫助評估血流量，但不是很準確。

㈩足部水腫的檢查

蛋白質在體內是一個重要的養分。但糖尿病的病友，因腎臟不好，所以會有蛋白尿。蛋白質在體內，會形成滲透壓，若蛋白質大量的流失，則會造成滲透壓過低，因此水腫！當然，剛開始在足踝及腳背，然後較嚴重時，才會往上蔓延。因為足踝及腳背的皮膚最薄，所以病友自己很容易的就可以檢查出來！

水腫分期

我們一般稱腳踝處的水腫為第一度。往上到腳背時，則為第二度。再往上則到了小腿，脛骨前很易檢查出來，稱之為第三度。最嚴重的則是第四度，超過了膝蓋。到了這個時候，大約尿蛋白至少每天流失三公克以上了！當然，再嚴重下去，會有全身水腫、肺積水、腹膜積水等。這種病友的癒後很差，大約在幾年之中就會開始腎衰竭，而需洗腎了！

10

糖尿病友的心理層面

在得知有糖尿病後，糖尿病的病友亦不例外地，需要克服四個心裡階段——否認、憤怒、悲傷、回復。因此，病友自己、家人及醫護人員，除了要瞭解病友的心態之外，還要在適當的時候，給予病友心理上的支持。

糖尿病友的心理層面

糖尿病一定要治療的！當然，正如前述的，每年因為糖尿病本身而過世的人口約有一萬人。其他與糖尿病相關的原因而病逝的人口，更高達兩萬人，這個數目還不包括前面所提及的人數！因此，稱它是個「殺手」，一點也不為過。

大多數的糖尿病是第二型糖尿病，因此，胰島素不是不夠，而是胰島素的作用不好！但目前我們對於糖尿病還是大多只能採取「圍堵」策略——就是給更多的胰島素去壓制蠢蠢欲動的血糖！

有順序的治療非常重要，一定要由「飲食控制」開始，再加上「運動」，最後才是談到「藥物的使用」。若是沒有按照這種步驟一步一步的做，那麼所有的治療效果，將會大打折扣！

很多病友在得知有糖尿病之後，一時不能接受這個殘酷的事實，往往會心情不好，甚至延誤治療。這段時間，短則數週，長可達數年之久，對病友的身體健康影響極大；因此病友的心裡，一定要照顧到。

【案例二十】

胡小姐，二十二歲女性。主要的問題是昏迷、呼吸深而喘達一天之久。送到急診室後住院。經過一系列的檢查及治療，病人在第二天即清醒過來，在第五天後情況穩定出院。診斷是第一型糖尿病合併酮酸中毒。當胡小姐知道自己的病情之後，先是跟我們醫師發脾氣，說是怎麼可能得到這種病，一定是我們診斷錯誤。接著，她又跟家人大發一頓脾氣。經過我們再三的溝通及安慰，讓她瞭解得了糖尿病之後，並不是世界末日，她才稍微平靜下來。但接下來好幾天不太吃東西，且沈默寡言。出了院好一陣子之後，再來看門診時，她母親才說，她現在終於恢復了往日的開朗，準備好好的跟糖尿病搏鬥終生了！

【解析】

胡小姐的案例，是人們遇到重大傷害事件時的標準反應。例如像至親好友過世、損失自己心愛的東西時，這是人們的正常反應。大部分人在三個月之中，都能夠由這種打擊中恢復的過來，但也有少部分人，會無法恢復而開始有憂鬱症的情況。

㊉ 病友的感受

在介紹糖尿病治療之前，首先要提到病友的心理狀態。因為很多病友在得知自己有糖尿病之後，會感到悲哀及低潮，所以影響了治療。因此要治療身體之前，心理的衛教也相當重要。

十 得知糖尿病後的心理反應

通常在得知糖尿病後的心理反應，約可分為：否認、憤怒、悲傷、恢復四期；而案例二十中的胡小姐即是最典型的例子。

首先是否認。病友往往會說：「不可能的，怎麼會是我？」。接著進入第二期——憤怒期。病友會怨天尤人，感嘆自己的命途多舛。過一段時間之後，他開始感到悲傷，這是第三期。最後，要是順利的話，會由悲傷中逐漸的回復到正常的心態，這是第四期。

糖尿病的病友不例外地，需要經過這四個階段。因此，病友自己、家人及醫護人員，除了要瞭解病友的心態之外，還要在適當的時候，給予病友心理上的支持。

一般來說，在第一、二期時，家屬要給予寬容及諒解，醫師則應用婉轉的口吻，跟病友解釋病情，不必去理會病友情緒上的反應。在第三期時，則家屬及醫護人員，應給予病友支持及鼓勵，讓他能走出病魔的陰影。當然，絕大部分的人，都會順利的走完這段心歷路程，但也有很多病友，自暴自棄或不肯面對現實，而反應在臨床上便是拒絕治療，不與醫師合作等。因此這個問題不可不慎重的去認識及處理。

【案例二十二】

左小弟，十二歲男性，主要的問題是血糖在過去的六個月當中，持續偏高。

在病史方面，左小弟罹患第一型糖尿病有三年了。三年當中，他一直瞞著同學。但在最近，因為有一位好同學知道他患有糖尿病，在注射胰島素，因此跟他開了一些玩笑。也就因此，左小弟開始故意的減少打針的劑量或次數，也不注意飲食方面的控制了！

【解析】

左小弟的病情，是一般糖尿病的病友在得病之後，所遭遇的一些心理困難的實例。這種情形，在成人或小朋友都常見到。但因大人較善於表達自己，因此問題較小。但有很多小朋友，遇到了與大人同樣的問題時，自己無法排解，此時若是沒有家人從旁協助的話，問題就可能比大人來得嚴重。

左小弟所遇到的情形，是一種心理上的壓力。心理上的壓力常會被病友所忽略，認為不重要。但是當它一發生時，往往會使病友自我照顧的較差。然後對於藥物的服用、飲食控制、運動計畫等，都有所延誤，因此會使血糖控制不好。這種情形，常會在悲傷、憤怒時發生，例如在親友過世、或失業時。其實仔細想想，在我們所認識的病友中，這種例子真是比比皆是。

㈩病友的壓力

病友除了一般正常生活的壓力，壓力會使病友沮喪或放棄治療！除工作、家庭外，病友的壓力來源，尚有下面幾種可能性：

1 因服藥或注射胰島素所帶來的時間上的不方便，很多人有可能在上班或上學時間需要服藥或注射胰島素，往往會引來旁人的注意，並造成了心理上的壓力。

2 因為得到糖尿病，需要做許多的抽血檢查，或是打針，這些都是相當疼痛的，很多病友會因此而感到懼怕或是沮喪。有時，這種懼怕是在自己潛意識中，病友實際上可能不知道，這也是一種壓力。

3 與眾不同的感覺也會造成或多或少的壓力。很多病友，不希望人家知道他有糖尿病，因為人都希望被別人一視同仁的看待。若是同事、同學知道他有糖尿病時，往往會予以特別對待，讓病友感到尷尬。

4 最後是醫藥上的花費。雖然現在有全民建保，但自付額部分，仍是一筆不算小的負擔。再加上因生病所帶來工作上的不便，例如需常請假看病等，萬一因此而失業，讓病友的經濟情況，負擔較一般人為沈重。

有了以上這麼多問題，與一些其他不是來自於糖尿病的壓力，都會讓病友的血糖控制較差。因此，我們要特別注意心理或是生理上的壓力。

若是有了壓力後，要怎麼辦呢？

有很多心理師或是醫師用各種不同的方法去測量病友的壓力狀態，在這裡，我們就不多加介紹。而主要的大原則便是當自己覺得情緒失控——這包括了緊張、憤怒及悲哀等情緒都算，則應該去請教您的醫師。

人分精神與肉體

千萬別忘了，人分肉體及精神兩部分，肉體會生病，精神亦會生病。我們中國人在這一方面，非常的諱疾忌醫，認為看精神科醫師，一定表示自己有神經病了。但在國外，看精神科醫師或心理師，是件很平常的事。例如失眠這個問題，就屬於精神科的範圍。難道說因失眠看精神科醫師，就是有一般人所謂的「神經病」嗎？當然不是，所謂的「精神科」看的是無形的東西，是屬於精神層面的；如失眠、憂鬱、焦慮或精神分裂等等。而「神經內科」則相反的是屬於「有形」的；如中風、神經痛、帕金森氏症等，是可以用病理切片、電腦斷層看出來的病。因此，病友們若有類似的問題需要請教醫師的話，可別掛錯科別，否則會白跑一趟。

尤其現代社會步調緊張，很多人不能適應這種種壓力，而有了焦慮等症狀，因而影響了血糖的控制，當然也就需要幫助了！我們應該在遇到問題時，去請教專家，看看是否真的「生病」了，而不是自己去決定：大概有問題，或是大概沒問題！

舒解壓力的方法

最後，當病友遇到壓力時，自己可以用一些方法來緩解掉壓力。

1 首先是需有正向的思考，去接納糖尿病，不要一味的排斥，「既得之，則安之」，且要求自己每天要過得更好。

2 在自己的工作上、學業上需要有自信心。

3 用很多的方法，可以放鬆自己的情緒。甚至包括冥想、打太極拳或運動等都可以用來舒緩情緒。

4 家人及朋友的協助，這是非常重要的。

當然，上面所述，對某些病友來說，是不切實際的，例如有很多病友正處於失業中、有很多病友沒有一個溫暖的家庭。所以，醫護人員在這一方面，應儘量的協助病友，解決他們的問題，用「愛心」代替「苛責」。

11

糖尿病的營養治療

顧名思義，蘋果型的身材，當然是肚子較大。反之，梨子型的身材，則是臀部較大。蘋果型的身材的人，具有較多的危險因子！男生正常的腰臀比應該是小於〇・九五，女生則應小於〇・八。超過這個數值，當然也表示較肥胖！

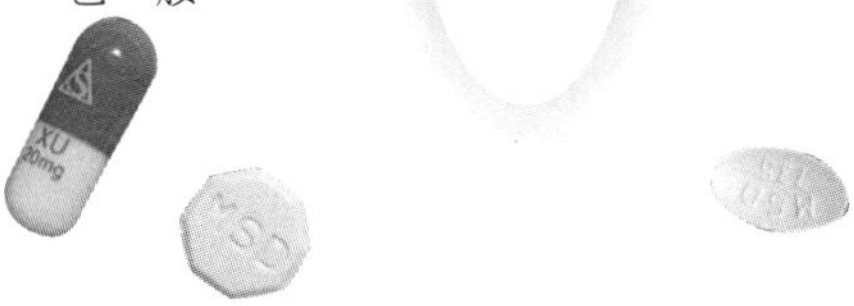

營養治療的目的主要是給病友們正確的飲食觀念，進而使糖尿病的病友的營養狀況有所改善。

很多病友漫不經心，從來不會對自己的飲食習慣，稍稍有所控制。吃東西隨心所欲：愛吃什麼，就吃什麼；愛吃多少，就吃多少！這樣一來，血糖控制絕對不好！

⊕ 營養治療的目標

營養治療的目標為：

1 以均衡的飲食，使血糖趨近於正常和降低高胰島素血症。

2 除了血糖之外，對於膽固醇及三酸甘油脂的控制亦要用心。美國國家膽固醇教育計畫（National Cholesterol Education Program）的建議如表11.1，

表11.1　膽固醇及三酸甘油脂控制量表

	理想	尚可	不良
總膽固醇	200毫克／百毫升	200—239毫克／百毫升	＞240毫克／百毫升
低密度膽固醇	130毫克／百毫升	130—159毫克／百毫升	＞160毫克／百毫升
三酸甘油脂醇	150毫克／百毫升	150—250毫克／百毫升	＞250毫克／百毫升

這是我們希望達到的目標。

3 提供適當的熱量，維持合理的體重。吃得少，也要吃得好，否則會營養不良，或沒有體力。

4 經由適當的營養，改善全身的健康！

飲食控制好，健康有保障

我常跟病友解釋，飲食及平常的生活方面多注意、按時服藥等，都是一種投資。現在每天多辛苦一點，少吃一些，是為了存點本錢，買個保險，保自己的健康。

若是平時隨心所欲的吃、喝，等到有一天，高血糖、高血壓、高膽固醇等不好的結果開始發生時，就要一次付清了。因此，問題在於你要平常就多注意，辛苦一點，還是要等到幾年以後，一次付清這些疾病所引起的副作用？

有時候，因為高血糖、高血壓等引起的併發症，在短時間之內，造成病友生命的結束，也還算好。若是得到中風、腎衰竭或心臟衰竭，則這種病情會拖很久！除了自己本身不方便，更會造成家人及社會的負擔。所以很多時候，各種的治療，目標不只是為了自己，還為了自己的家人！

不可多吃，亦不可少吃

另外也有些病友，卻過分小心。這個不吃、那個不吃。有時，甚至只吃一點點主食，再加上一點蔬菜。這樣，極有可能造成營養不良。因此少吃，也是不對的。營養均衡，才是我們控制的目標。

當然，若是心情不好、胃口不好，或是感冒了吃不下等，都應該儘量避免發生！這種情形，在醫院中很常見，有些病友的腦筋退化，或是有了憂鬱症，因此不吃東西，甚至要放胃管，用灌食的方式，才能供給病友足夠的養分！

時間及飯量，都要固定

除了吃東西的量要固定，最好進食的時間也要固定。進食的時間，跟如何用藥，有很重要的關係。對口服降血糖藥物的病友還好，因藥物的效果較長。但對注射胰島素的病友而言，進食的時間就非常重要了！因為胰島素的作用時間較短，效果較強，若是進食的時間沒有固定，可能就會造成低血糖或血糖控制不好的副作用！

糖尿病的病友，應「少量多餐」，這是一大原則。目的是希望能夠讓病友的血糖儘量穩定，不要忽高忽低。

吃東西的種類，當然也應固定。但這點說起來，比較沒有人性！事實上去要求病友每天吃一樣的東西，是不太可能的！解決之道，就是多瞭解食物如何代換，讓自己每天所吃進的卡路里，都能固定在一定的範圍之內。如此才能得到較好的血糖控制。

有些病友一個月才量一次飯後的血糖。因此一定要儘量的將每次驗血糖時的那一餐，儘量「標準化」。不但要每個月的食物儘量相同、驗血糖的間隔時間相同，甚至連驗血糖時所吃的食物，也應與平常的食物儘量一樣！如此，才能真正的瞭解，您的糖尿病有沒有越來越嚴重！若進食不穩定，血糖也會不穩定。血糖高了，到底是糖尿病變得較嚴重，或是吃東西沒有控制好，無法得知！請記住，血糖是驗給自己看的！不是驗給醫生看！

少量多餐

這個原則，在注射「胰島素」的病友身上尤其重要。早餐與中餐之間、中餐及晚餐之間，甚至連睡前都應該加個點心。正確的時間，大約是在兩餐中間的時候。例如：早上六點半進食，中午十一點半吃午餐。中間就應該在九點吃個點心，以下於此類推。

病友難免有出外旅遊、應酬等特殊狀況，此時如何控制血糖，無法用三言兩語就說清楚；真的要是有心要控制好的話，便應該請教您的醫師，看他怎麼說，不要自己做一些錯誤的決定。

【案例二十二】

高先生，六十四歲男性。因為右腳有一傷口已一個月沒有癒合而住院。住院之後，經營養師的評估，應給予一八〇〇卡的糖尿病飲食，但他說他吃不飽，拒絕院方的飲食，自己到外面買便當、麵包等大快朵頤。當然此時的血糖，在空腹時高達二〇〇至三〇〇，飯後更高達三五〇左右。他腳上的傷口，在住院後過了一個多月都沒有好，最後是靠外科醫師用補皮的方式處理後，才痊癒出院的。但出院不久後，又在另外一個地方出現了傷口，因此又再度入院！

【解析】

糖尿病的病友，也要注意到飲食的穩定性。很多病友忽略了這點，高興時吃很多，不高興時吃得很少。這樣的不穩定性，也會造成嚴重的併發症！

藥物的調整應根據食物的量

醫師在調整糖尿病藥物的劑量時，都是根據血糖的高低來調整。若血糖高，則應該加重藥物的劑量！反之，則應該將藥物的劑量減少。試想若是有一位病友，血糖高的原因是因為飲食控制沒有做好，吃了過多的卡路里，因此引起血糖過高。此時若醫師給他增加了藥物的劑量，可能第二天，他又因胃口不好，吃得較少，此時就會造成低血糖。

中國地大物博，吃東西的習慣，南北不一。因此，每位病友要跟營養師、醫師與糖尿病護士討論，找出適合自己的飲食的計畫！當然家人的配合也很重要。病友的家人，要體諒病友生病的困難，在食物方面，儘量與其配合！

另外，有些病友不願意將自己的病情，告訴他人，包括自己的朋友，因此，很多朋友並不知道病友有糖尿病。在辦公室、吃飯時，常會勸病友多吃、喝酒、抽煙等。這往往也會給病友帶來一些困擾。因此，要不就是要告訴一些較要好的朋友，有關自己的病情，要不就是要儘量避免應酬！

糖尿病病友的飲食控制，除了單方面要控制血糖之外，另外，可能因為病友出現了不同的併發症，而需要有不同的飲食控制的規劃。例如：腎病變的飲食、高血壓的飲食、高血脂肪的飲食！這些在下列的章節中會逐一敘述！

多重的目標

糖尿病病友的飲食控制，除了控制血糖之外，另外就是要經由營養的控制，使體重能逐漸趨於正常。另外，其他合併的新陳代謝異常，如高血脂肪、高血尿酸等，都需要考慮到。大致說來，營養控制的方法依序如下：

1 計算標準體重。

2 決定熱量的需要。

3 瞭解食物的組成及熱量。

㊀ 計算標準體重

肥胖是一種病

肥胖會使得胰島素作用變得較差，加重了糖尿病的嚴重程度。除此之外，肥胖的病友血壓、尿酸都會較高。因此體重的控制，在糖尿病來說相當重要。

肥胖在醫師的觀點及健康的考量之下，它都算是一種疾病。因為跟其他的疾病一樣，它會給人帶來很多心理上的、生理上的問題！

胖的人較容易得糖尿病，主要是因為胰島素的作用較差。當然，除了糖尿病之外，肥胖的人還會有很多其他的併發症：

1 心臟血管疾病：冠狀動脈疾病、中風、心臟衰竭及心肌梗塞的機率都會增加。

2 高血壓：胖的人血壓較高，在減重之後，血壓則會變得較低。

3 呼吸的異常：胖的人呼吸起來會較費力，呼吸亦比較淺。更有些人會在睡覺睡到一半時，呼吸停住，造成缺氧的現象。

4 膽結石：肥胖的人較易有膽結石。

5 其他：例如胰臟、甲狀腺、腎上腺、女性的卵巢等皆會因肥胖而異常。

肥胖的人在減輕體重之後，上述的症狀都會改善。但問題是，肥胖目前相當難以控制。雖然有些新藥即將要上市，但尚在研究的階段。同時，雖然經過了無數的醫師、科學家研究，人類對於肥胖的成因所知仍然有限。不僅如此，若把肥胖當成一種病，它的癒後，相當不好。要一位深受肥胖所苦的病友，去減輕十公斤，而且要終身保持不再胖起來，相當的難！

有些人說：「我喝水都會胖！」雖然這句話是不合邏輯的，但有些人確實是較易將吃進去的食物囤積成脂肪細胞。

醫護人員勿苛責病友

對於肥胖的病友，我們要體諒他們在生活上、精神上及肉體上所遭受到的痛苦。作為醫護人員的，不要一昧的苛責病友沒有盡到飲食控制的責任！雖然，飲食控制是病友的責任，病友應該做好，但是每個人的意志力不同。醫護人員不能拿自己忍耐飢餓的程度去評斷病友是否做得好！有些醫護人員，往往會因為病友沒有達到「自己認定」的標準，而對病友生氣！若是能設身處地去替病友想想，或許雙方會好溝通一些！病友亦較會接受醫護人員的建議。

儘量給予病友最好的衛教，若是病友不能做到，只好用藥物去彌補血糖的控制不良！

就好像醫師勸病友不要抽煙，病友就是不聽。有一天，病友得到肺癌了，又再來找這位醫師。要怎麼辦呢？這位醫師要不要說：「都是你不聽我的話，所以才會得肺癌。請你還是去找別的醫師看吧！」其實，這種情緒反應是不必要的。若果真如此，醫師還是應幫助病友處理善後，因為醫療事業是服務業！此時的病友，可能已經在後悔當初沒有聽話了。

營養師很重要

在敘述如何計算標準體重之前，我們要先強調營養師的重要性。營養師跟糖尿病衛教護士一樣，雖然只有在最近幾年來才被肯定與重視，但其重要性，是無法取代的。

依目前在台灣的醫療情形，醫師看門診時的時間非常有限，能夠給每一個病友的時間很短。有時醫師不願意跟病友多說；有些時候，雖然醫師願意講，但病友本身一看旁邊那麼多病人，有些隱私的問題又不好意思多說。因此，很多糖尿病飲食的問題，都要靠營養師去詢問與解答。

營養師最重要的功能，是找出每個病友飲食方面的對與不對的地方（當然，大部分是不對的）。若是飲食習慣良好，則鼓勵他繼續保持下去。反之，若抓出來一些問題時，則應給予正確的指導，要求病友改進。最重要的，要持續的追蹤病友的情況，隨時叮嚀他改進或維持現狀。

醫師、營養師及糖尿病護士是一個「團隊」，目的是要提供給病友最好的醫療服務。任何一者，缺一不可。

多胖才算胖？

到底體重多重才算是「胖」呢？有很多種不同的計算方法。分別敘述如下：

用身高來算

男生：（身高－80）× 0.7

女生：（身高－70）× 0.6

這個體重的期望值算法，可以有5％的彈性在裡面。若是體重超過了期望值的10％，稱之為過重。若超過了20％，則為肥胖了！

舉例說明：一個身高一百七十公分的男生，體重八十六公斤，算不算肥胖？

根據上面的公式，此男生的體重期望值應該為（170—80）×0.7＝63公斤。因可以有上下5％的出入，因此體重在六十至六十六公斤之間，都算「標準」。若超過了六十九・三公斤（10％以上），則算過重。超過了七十六・六公斤（20％），則為肥胖！此男生體重為八十六公斤，應在肥胖的範圍之內。

身體質量指數

身體質量指數（Body Mass Index, BMI）的算法為：

體重／身高（米）^{2}（體重除以身高的平方，單位為米）
身體質量指數超過24.2公斤／米^2，為過重，
身體質量指數超過26.4公斤／米^2，為肥胖。

舉例說明：有一位女士身高為一百六十公分，體重為六十公斤，算不算過重？根據上面所提到的公式，此女士的身體質量指數為60÷〔（1.6）^{2}〕為23.43公斤／米^2。仍沒有超過過重的範圍，因此她的體重仍屬正常。

測量脂肪細胞的百分比

以生物電阻方式去測量脂肪細胞的百分比，其中男性的比例若大於25％，則屬肥胖；女性則須大於30％才屬於肥胖體型。

簡易皮膚厚度測量法

在身體的任意一部分，輕輕的以手指捏起皮膚。這個厚度，就是兩層皮下脂肪的厚度！這也是一個可以用來評估病友是否肥胖的簡單方法！

腰臀比（Waist Hip Ratio）

有些研究報告指出，堆積在臀部的脂肪較堆積在腹部的脂肪「好」。因此就有所謂的「蘋果型」或是「梨子型」的身材，這點在上述的章節中已談到。

顧名思義，蘋果型的身材，當然是肚子較大。反之，梨子型的身材，則是臀部較大。蘋果型的身材的人，具有較多的危險因子！男生正常的腰臀比應該是小於〇．九五，女生則應小於〇．八。超過這個數值，當然也表示較肥胖！

以上所敘述的方法，都不是十分完美。真正的體內脂肪的測量，相當麻煩。有時需要將人體完全的浸入水中，算出「密度」，才能知道體內脂肪的比例為多少。目前所介紹的方式，只是一個大約上的估算。其好處就是使用起來簡單方便，病友較易瞭解。

舉例來說，像「洛基」這種身材，明明是健美的很，但用上面的公式算出來，可能就過重了。但他身上「過重」的都是肌肉，不是脂肪，因此他不能算是真正的「過重」！

要如何減肥

所謂的減肥，並不是要肥胖的人食物通通都不吃。這樣的飲食計畫，病友很難忍受飢餓，到最後無法執行，形同虛設！因此，要以漸進式的方式，慢慢的將卡路里降低。

首先應該將病友的飲食習慣問清楚，再從他平常所吃的卡路里，每天減少五〇〇至一〇〇〇大卡。如此，才可以避免體重過度流失，同時病友亦可以做得到！

㈩ 決定熱量需要

上面的敘述中提到，糖尿病的病友身上，不可多吃，但也不可少吃。因此，在糖尿病的病友身上，主要是強調「均衡的營養」。舉凡兒童發育、孕婦、開刀病友傷口的復原，卡路里的補充以及均衡的營養都非常的重要。

需要多少卡路里？

但每個人到底需要多少的卡路里呢？一般說來，就是利用前面所說的「體重的期望值」來計算。例如，照前例一位身高一百七十公分的男士，體重八十六公斤，那麼他應該吃多少卡路里呢？因為如前面的公式所計算，他的體重期望值是六十三公斤左右。若他的工作是坐辦公桌的輕度活動，則依他的活動

表11.2　身體所需卡路里（大卡／公斤）

活動量	超重	理想	瘦弱
臥床	20	20—25	30
輕度	20—25	30	35
中度	30	35	40
重度	35	40	45

量，每公斤體重應給三〇大卡。總共約應給一八九〇大卡左右。

因此要知道自己需要多少卡路里，第一就是要先算出體重期望值。再依平時的工作量，來算出每公斤體重要給多少的卡路里。（見表11.2）。

關於此表的用法，仍須多做一些解釋。依此表體重共分三組；第一組為超重。超重的意思，是體重大於期望值10％以上的人適用。另外兩組則分別為理想體重及瘦弱的人。這兩組的攝取量，分別適用於理想體重及瘦弱的病友身上。

再看最左邊的縱列標題，首先是臥床休息的人，適用橫例第一列。其次輕度活動量的病友，是指做辦公桌或在家做家事的人所適用。再則中度活動量，則是指一般外務員、需要在外面走來走去的人。最後，重度活動量的卡路里標準，適用於粗重工作的人，如搬運工、運動員等。

每位病友，在找到自己所適用的卡路里補充範圍之後，下一步就是約略瞭解卡路里如何計算！

有些病友會強調自己某餐不吃，表示吃的量很少。但這是不對的，最好是能將所有的食物，以「少量多餐」的方式進食。而吃三餐的人，每餐距離應該為四至五小時。若有一餐不吃食則可能會低血糖，另外還要再調整藥物（尤其是注射藥物）將病友的血糖控制住，但如此一來反而會較複雜。

到底「卡路里」是什麼東西？又有多少呢？講了半天，好像是很空泛的一個名詞，簡單來說，有兩個方法可以讓我們瞭解卡路里是多少！

第一個方法，就是我們正常人吃三餐，不加零食，每餐若沒有吃得過多的話（一碗飯、一份水果、適量的肉、青色蔬菜）大約是一八〇〇大卡左右。

第二，一罐可樂是一三七大卡、一粒柳丁等於五〇大卡。一〇〇大卡的熱

表11.3　食物代換表／單位（大卡）

分　類		每份	蛋白質	脂肪	醣類	總熱量
奶　類	全脂	小紙盒（240西西）	8	8	12	150
	中脂	小紙盒（240西西）	8	4	12	120
	高脂	小紙盒（240西西）	8	4	12	80
蔬菜類		100公克（240西西）	1		5	25
水果類		一個柳丁	＋		15	60
主食類		1/4碗乾飯	2	＋	15	70
肉類		30公克（半個帶殼雞蛋）	7	3	＋	55
油脂類		約三分之一湯匙		5	無	45

＋表微量

量，需要跑十五分鐘才可消化掉！若平常沒有運動的習慣，試試看，十五分鐘是很難跑的！速度正常的話，大約只可以跑到二千公尺左右！這些可讓我們瞭解卡路里到底是多少。

食物可分為六大類。每一類所含的「基本養分」及「卡路里量」，由**表11.3**可看出。

此表儘量都用我們日常生活常用到的方式來估計大約的量，雖不甚準確，但也足夠病友有所依據了。請各位病友注意份量這部分，要知道大概多少才叫做一份。

下一步，就是我們依自己的體重算出所需的總熱量，再去分配應有多少百分比的熱量來自於何種的營養素，可藉由下列比例算出：

來自蛋白質＝總熱量×（20％）

來自醣類＝總熱量×（50％）

來自脂肪＝總熱量×（30％）

舉例

若是崔伯母六十公斤，目前為理想體重且活動度為中度，則每公斤體重應給三〇大卡，等於一八〇〇大卡。這一八〇〇卡分別來自於：

蛋白質1800×20%＝360大卡

醣類1800×50%＝900大卡

脂肪1800×30%＝540大卡

因為一公克蛋白質即醣類能產生四卡路里熱量，而脂肪則可產生九卡路里的熱量。因此由上列的卡路里的分配例子中，我們更可由下面這個公式算出所需要營養成分的克數：

來自於蛋白質的熱量÷4大卡/公克＝所需蛋白質的克數

來自於醣類的熱量÷4大卡/公克＝所需醣類的克數

來自於脂肪的熱量÷9大卡/公克＝所需脂肪的克數

舉例

因此，崔伯母需要多少公克的蛋白質、脂肪與醣類呢？（接上例）

蛋白質360大卡÷4大卡/公克＝90公克
醣類900大卡÷4大卡/公克＝225公克
脂肪540大卡÷9大卡/公克＝60公克

看到這裡，可能有些難以理解。但沒有關係，下面用另一種方式來介紹，較為簡單。

事實上坊間已有很多相關的書來討論這些事情。但是往往會讓病友弄得很迷糊。我們儘量的將一些細節部分簡化，主要的目的是讓病友自己能夠大約計算每餐所應攝取的熱量。雖然不見得很精確，但至少讓大家能夠做到，不至於在飲食方面有太大的出入。

舉個實例，我們用一五〇〇大卡及二一〇〇大卡來說明。算法如同剛才的計算方式。針對一般坐辦公桌的人或是家庭主婦而言，一五〇〇大卡是給體重五十公斤的人設計的。而二一〇〇大卡的食物是給七十公斤的人所設計的。我們只舉這兩種例子，若是您的體重較重或較輕，請大約酌予增減一下所攝取的食物，其實差不了太多。另外，若是工作所需耗費的體力較多，也可以稍稍增加一些。

表11.5是主食代換表，依您的體重，選擇大概一天需多少卡路里，然後可以依自己的喜好代換。注意，「代換」的意思是不可重複吃或是吃很多種。有些病友說：「我吃了饅頭及飯，因為麵食不會增加血糖！」、「您叫我少吃飯，因此我每餐吃了兩個饅頭！」這些都是錯誤的觀念。因此各位病友千萬只能選擇一種主食，不可又吃飯、又吃米粉、又吃饅頭，如此會過量。實際做法如下：

第一步，我們病友先由**表11.2**算出每天大約需要多少卡路里（一五〇〇或二一〇〇卡）。

第二步，再根據表11.4，我們可以看出我們每餐所需各種營養素的份量。譬如說，需一五〇〇卡的人，其早餐需兩份主食。而兩份主食是多少呢？請看第三步。

表11.4　1500及2100大卡食物變換之總表

	熱　　量	1500(大卡)	2100(大卡)
早餐	主　　食	2	3
	魚肉豆蛋類	1	1
	蔬　　菜	1	1
	油　　脂	1	2
午餐	主　　食	3	4
	魚肉豆蛋類	1	3
	水　　果	1	1
	蔬　　菜	2	3
	油　　脂	1	1
午點	主　　食	1	2
	水　　果	1	1
晚餐	主　　食	1	4
	魚肉豆蛋類	3	3
	水　　果	2	1
	蔬　　菜	1	3
	油　　脂	2	1
宵夜	牛　　奶	1	1
	主　　食	1	2

註：數字表份量。

表11.5　主食份量表（一份）

主食種類	份量重量
飯（熟）	1/4碗　（一般飯碗）
稀飯	1/2碗
粉絲（乾）	1/2小包
土司麵包	1片
饅頭	1/4個
波羅麵包	1/3個
燒餅（-1/2茶匙油）	1/2個
油條	1根

表11.6　魚肉蛋豆（蛋白質）類份量表（一份）

魚肉蛋豆類	份　量　重　量
魚肉類	每份大約皆為30公克（例滷雞腿1/2隻）
蛋 類	1個為60公克
豆 類	五香豆乾一份約為45公克 豆腐約為110公

表11.7　各類水果份量表（一份）

水果種類	份量重量
荔枝（27個/斤）	5個（90公克）
香蕉（4根/斤）	1/2根（55公克）
水蜜桃（4個/斤）	1個（135公克）
24世紀梨（2個/斤）	1/2個（130公克）
綠棗（11個/斤）	3個
鳳梨（4.5斤/個）	1/10片（125公克）
葡萄	13個（100公克）
楊桃（11/2個/斤）	1/2個（180公克）
釋迦（21/2個/斤）	1/2個（60公克）
蘋果（5個/斤）	1個（110公克）
木瓜（1個/斤）	1/6個（200公克）
香瓜（半斤/個）	1/2個（160公克）
哈密瓜（15斤/個）	1/2個（330公克）
紅西瓜（20斤/個）	1片（180公克）
黃西瓜（4斤/個）	1/2個（210公克）
石榴（2個/斤）	4個（145公克）
李子（14個/斤）	1/4個（100公克）
芒果（1個/斤）	1/2個（90公克）
椪柑（3個/斤）	1個（150公克）
桶柑（4個/斤）	1個（115公克）
柳丁（4個/斤）	1個（130公克）
檸檬（4個/斤）	1個（190公克）
葡萄柚（1.5個/斤）	1/2個（140公克）

表11.8　綠葉蔬菜份量表（一份）

種類	份量重量
各式蔬菜	一份為100公克（小牛奶盒一盒）

表11.9　油類份量表（一份）

種類	份量重量
各式油類	一份為湯匙
花生米	10粒為一份1湯匙

第三步，由**表11.5**選擇主食。兩份主食可以是二分之一碗乾飯，一碗稀飯，或是二片吐司（不可重複吃）。**表11.6**是魚肉豆蛋的量；表11.7是一份水果的量；**表11.8**是一份蔬菜的量；**表11.9**為一份油的量。依您的口味選擇您的食物。這樣吃，您會了嗎？

有些病友很自豪的跟醫師說，他每餐吃兩碗飯，也沒有什麼異狀。但這種進食方法，以醫學的角度來看，是不正確的。還是一樣的觀念，人與人之間雖有差異，但這差異的幅度，不會太大。否則，所有的科學知識，豈不是無法應用在所有的病友身上。

換個方式說明，若兩人體重、工作量大致相同的病友，一位只吃一碗飯，另一位病友硬是說自己要吃兩碗飯才會飽，雖然我們不能說他錯了，但這種情形，實在是不應該發生。因其中的差異性太大了。病友們應該儘量的照著營養師所設計的食譜去做！

12

糖尿病的運動治療

運動有其一定的方法。很多病友説，我每天都有做很多家事，認為這就是運動很多，但事實上，做家事不算是運動。

運動目的是希望藉由身體的活動，促進體內的有氧代謝，達到消耗過剩卡路里的方式。

糖尿病的運動治療

運動對身體的好處非常的多，例如：對體重來說，適量的運動可以降低體重。而體重本身又是影響胰島素作用的一項主要因素，因此藉由降低體重，可以達到增加胰島素作用的目的。其他的好處，特在下面一一為您加以敘述：

1 改善心臟的功能。運動時，心跳會加快，等於是給心臟一些活動的機會；也同時可以降低血壓。

2 增進骨骼與肌肉的功能。

3 降低血脂肪，如前所述。

4 改善胰島素的作用，進而增進血糖的代謝效率。因此病友不需要較多的胰島素去降血糖。高胰島素血症，亦獲得改善。

5 血中的纖維蛋白是負責血液凝固的。而糖尿病的病患，血中的纖維蛋白較高，因此血液較易凝固。這個與冠狀動脈疾病及中風等，都有關係。運動可以降低纖維蛋白在血中的濃度，降低動脈硬化的進展。

6 其次是增加肌肉的量。對於想要減輕體重的病友，會有些失望；運動之後，雖然脂肪減少，但其肌肉質量增加，因此總體重不變。

7 運動之後，可以增加人的自信心，甚至改善心情。譬如說，有些病友已經五十歲了，還在跑五千公尺，他會很驕傲的告訴別人，這就是一種有自信的表現。

㈩ 運動的方法

運動是有一定的方法的。很多病友說，我每天都有做很多家事，運動很多。但事實上，做家事不算是運動。

運動目的是希望藉由身體的活動，促進體內有氧代謝，達到消耗過剩卡路里的方式。尤其是有氧運動會讓指肌肉反覆性的收縮，因而會持續的需要氧氣供應，達到有氧代謝的目的。

至於運動的方式，大約建議如下：

每次需時二十分鐘

每次時間要二十分鐘以上，因為人體中的能源，有醣分與脂肪兩種。在剛開始運動時，大部分的熱量來源，都來自於儲存在肌肉或是肝臟中的肝醣，但若運動的時間加長，則肝醣逐漸的用罄，身體開始使用脂肪所分解出來的三酸甘油脂。這個時間大約需要三十分鐘之久。換句話說，在開始運動後三十分鐘，才會燃燒到脂肪。也由此可以瞭解，要減肥的人，做運動，一定要時間夠久，否則所燃燒掉的只有醣分而已。

須持之以恆

當然有運動，總比沒有運動要好。即使是做做家事、散散步都比不動來得好。談到運動，除了維持健康之外，還有另外一個很重要的因素要一起考慮，那便是「恆心」問題。

國外做了一項研究調查，發現在肥胖的病友當中，誰能夠減肥成功的決定因素在於「恆心」。換句話說，有恆心做運動的人，他的飲食控制一定會好。反之，運動不能夠維持經常性的人，飲食控制也無法做好，因此就不會減肥成功。

運動時最常見、最方便的便是跑步了，但跑步不是那麼的容易的事。一般的人，大約跑到一千公尺左右，就會很累了。若能夠突破這個瓶頸，之後會比較輕鬆！

每週至少運動三次

在次數方面，每週至少要三次才能達到維持體力不衰退的現象。否則，一週一次的話，那麼在運動後的第二天、第三天體能尚可，但到了第四天以後，則體力會逐漸下降。到了下週，又和沒運動前的體力一樣了！

⊕ 運動量的控制

人的心跳，隨著年齡，會越來越慢。因此有個公式，可以依年齡來估計最大心跳速率：

220－年齡＝最大心跳速率

運動的量，即可用此公式來粗略的估計。

建議的運動量，大約是需達到最大心跳的60％至80％而定。例如：六十歲的人，其最大心跳為每分鐘一六〇跳。因此若要真的達到運動的量，則應將心跳升到每分鐘一〇八到一四四跳之間，並且要維持三十分鐘以上！

在這裡，特別要強調，糖尿病較嚴重的病友，運動適可而止就可以了！因為神經病變等關係，最大心跳要稍微低估一些才可！否則容易引發心臟病，造成危險。另外，若病友有心臟病、肺功能不佳等狀況，也不要勉強。

⊕ 運動的種類與時間

種類

運動的種類有很多種，不過一般來說，適合年齡較大的病友的運動為游泳及騎腳踏車。因為慢跑，常常會造成病友關節的受傷，此情況尤其容易發生在老年人身上。再加上糖尿病會有神經病變，往往腳上某些地方受傷了，病友還不自知，因此糖尿病患者，較不適宜跑步。

相反的游泳及騎腳踏車，就沒有類似的問題了！目前在台灣地區，除非居住在鄉下，否則在城市裡，因空氣的污染，交通的擁擠，很難找到適合的場地騎腳踏車！游泳則因目前有許多的室內溫水游泳池，倒是一個非常適合我們病友的運動！且消費也不高！

時間

為了降低飯後的血糖及避免低血糖，因此最佳的運動時間為飯後六十至九十分鐘！糖尿病的病友，不宜在晚上運動，主要是因為病友的視力不好，容易受傷。

⊕ 運動時應注意的事項

運動雖然好處多多，但也有些地方需要多加注意，否則運動的好處沒有得到，反而造成一些副作用，會得不償失！

低血糖

因為運動會促進胰島素的作用，而且我們運動的目的，就是要降血糖。因此運動時，會有低血糖的副作用，很容易理解。

尤其有第一型糖尿病的病友，在使用胰島素治療時，若是早上有打一針胰島素，其最大的作用時間約為四小時。很可能，病友在此時正在做運動。因此，胰島素的作用再加上運動，就會造成低血糖了！

為了避免低血糖的發生，應該注意下列事項：

1. 醫師及糖尿病護士，應跟病友說明這種情形，並且教導病友如何避免。
2. 病友在運動時，應準備一些糖類，並且攜帶充足的水，補充體液的喪失。

3 若是常常在運動後發生低血糖，則應在早上，將短效的胰島素停掉。或是將早上的口服降血糖藥物減量！

4 在剛開始運動時，可以自行監測一下血糖，看看運動前後、不同的運動量對血糖造成的影響！

5 邀請其他的病友或朋友一起運動，若發生低血糖時，可以請他幫忙！

6 身上應攜帶一張卡片，放在明顯的地方，萬一發生低血糖時，來幫忙的人可以很快的明瞭發生了什麼事情，以及如何去做！

例如：「我患有糖尿病，若是看見我突然昏倒，神智不清時，可能有低血糖的情況。請先將我口袋中的糖餵我吃下，然後盡快送醫，並請通知我的家人。謝謝！」

避免運動傷害

有些病友在開始運動時，沒有暖身。往往會造成運動傷害，例如：肌肉拉傷等。為了避免這些副作用，適當的暖身運動是非常的重要！

當然，要選雙舒適的球鞋，同時要穿厚襪。儘量避免穿新鞋，否則因摩擦過度，會造成破皮，此時可能就是嚴重的糖尿病足的前身。

血壓的考慮

患有心臟病、高血壓、視網膜剝離的病友，宜在運動當時將血壓控制在一八〇以下。但實際上，很難做到這種情形。因此要運動時，還是以快步走為宜。然後慢慢增加走路的距離、運動的時間！千萬不要勉強自己，若覺得有不舒服時，應停下來，跟您的醫師商量過後，再開始恢復運動！類似像舉重的這種運動，應儘量避免。這類運動雖然也能消耗一部分卡路里，但是舉重不是一種有氧運動，另外，它會增加心臟的負擔！

血糖控制

第一型糖尿病的病友在血糖高時（大於二五〇毫克／百毫升），運動時，要千萬小心酮酸血症的發生！應等到血糖控制較好時，再開始運動！

13

糖尿病的藥物治療

其實報紙上，還是不時有中藥中毒的新聞傳出來！

西藥方面，坊間都可以買到藥典，上面會把一般性藥物，他們的副作用與其發生的百分比清楚列出。因此，有興趣的話，應該自己準備一本藥典，這樣有問題時，才可隨時查閱。翻開藥典，大部分的藥，都可以看到可能會有的副作用。因此，不要對這些副作用太過敏感。

糖尿病的藥物治療

俗語說「知己知彼，百戰百勝」，糖尿病是我們的敵人，因此要更加瞭解它，才能控制好它。而藥物就是我們的武器，對於我們的武器，當然應瞭解它的用法、劑量及副作用。

雖然要求每一位病友去記著自己的藥名、劑量、副作用等，有點苛求。但至少應該有大致上的瞭解，您的藥品是屬於哪一類的，有哪種副作用。將這些資訊記錄下來，放在身上。因藥物大多是國外發展出來的，因此儘量用英文名稱。用中文名稱非常容易混淆，何況有些醫護人員，較熟悉英文名稱。各位病友英文不好沒有關係，只要用注音符號將發音標出即可；我有一位病友，甚至用日文音標來註解，我們一樣聽得懂。

藥物的資訊不清楚時，除了對自己的糖尿病控制有不良的影響之外，另外會造成很多不方便。例如有些病友常會到世界各地去旅遊，若沒有這些資訊時，萬一在國外沒有了藥物須拿藥時，醫生一問三不知，就會造成困擾。即使在國內也一樣。有時病友要到不同的地方、醫院拿藥。若對方沒有您的資料，也會造成困擾。因此，若是能及時提供對方醫師他所需要的資料，會減少很多麻煩。

病友們在每次住院，都應該要求一份「病歷摘要」。其中詳細記載著您這次住院的主要問題、檢驗項目、結果及治療，可以提供很多有用的資訊。

另外，在門診時，也應要求醫師或藥師將藥物的名稱、作用等相關資訊，稍微的講解一下。若醫師有更換一些藥物時，一定要問清楚其更換的理由、新的藥物的各項資訊。病友要稍微的記一下藥物的樣子。以免有時醫師筆誤開錯藥，或是藥師拿錯藥了！自己還不知道，然後服用下去，造成副作用。

以上各點，若實在沒有辦法做到，那麼至少應保留藥袋。因為藥袋上面會記載詳細的藥物資訊，非常的有用。除非有把握，否則不要將藥物拿出藥袋，單獨置放，以免混淆。有些醫院、診所，沒有將藥名寫在藥袋上，則應要求提供藥物名稱！有些病友會拿一些沒有藥袋標籤的藥丸給醫師看，這樣做沒有什麼大幫助。除非藥物的形狀很特殊，否則，醫師是看不出來的，因為醫師自己沒有服用過這些藥物。

事實上，光是藥物的種類（好比飲料的種類，有果汁、汽水、可樂等）就好幾千種。再加上每一種類的藥物，又有好幾種不同的廠牌（好比可樂中又有可口可樂、百事可樂等），因此醫師不太可能全部都認識。萬一弄錯了，會造成遺憾，因此拿沒有標示的藥物請醫師辨認是一種不好的方式！

很多病友在談到吃藥時，會有很多奇奇怪怪的觀念，常讓醫師在治療時困難重重。所以在進入藥物的討論之前，首先有幾項觀念方面的問題，要跟病友們溝通一下。

糖尿病不要吃藥，因為藥越吃越嚴重？

所謂的「糖尿病不要吃藥，因為會越吃越嚴重的」這種觀念是錯誤的。在臨床上，通常是血糖控制不好了，才考慮使用藥物，或是加重藥物的劑量。因此本末的關係，千萬不要倒置。很多人都擔心藥吃太多，好像病情很嚴重。因此注意力放在吃幾顆藥上面。換句話說，這些病友，他寧可讓血糖升高，也不願意多吃一顆藥。覺得藥吃多了比較可怕，而血糖高比較不可怕。

但在醫師的觀點，卻不這麼想。中華民國十大死因當中，糖尿病占了第五名，但卻沒有一項是「服藥過多」。因此多花費那個心思去擔心是否藥物吃太多，是沒有任何意義的。

這些病友，他們的潛意識中會覺得自己少吃一些藥，就表示病情較不嚴重。實際上，血糖高低，才是真正的病情指標，而不是吃藥吃多少。這種沒有邏輯的情形，甚至在很多高學歷的人身上都可見到。

一位病友，什麼藥都沒有吃，他認為他很健康，但是血糖卻高到三百多毫克／百毫升。在醫師的眼中，他是處在危險邊緣的！反之，有些病友，因血糖較高，而注射胰島素，但血糖控制得不錯。這種病友，他的一般狀況反而較前面一位病友來得好！

糖尿病的併發症，並不會馬上發生。因此，有時很難跟病友證實這些事情。真的有一天，因血糖過高，而造成了一些不可挽回的併發症時，醫師也相當的無奈！

多和別的病友溝通

病友們不應有鴕鳥心態，有了糖尿病，就要治療。要治療，就要看效果如何，我們的病友應多跟其他的病友討論心得，例如每次看門診時，不要都是一個人坐在那裡。應該跟其他病友討論一下血糖、血壓、血脂肪控制得怎樣，再跟自己比較一下。如此可以知道自己的控制情況。

病友必須瞭解到一點；不論你去不去測量血糖，血糖都在那裡。偏高的血糖，並不會因為你不去控制，就變低。若是逃避能解決問題，那麼醫師就沒有存在的價值——逃避的結果是更嚴重的併發症。我們能夠控制的時候，為什麼不去控制它呢？等到不能控制時，再去後悔，就來不及了！

西藥會傷腎？

很多藥物需要經過腎臟代謝，這點是沒錯的。甚至也有很多藥物會傷害腎臟，這點也沒錯。

例如，有一種抗生素（Gentamycin），非常的普遍、有效、好用。在病友有細菌感染（肺炎、傷口化膿等）常常用到，然而它都會使腎功能受損。但因為它很普遍，幾乎一般的醫師，都已瞭解這種副作用，因此發生的機率不高。

另外，像一些癌症方面的用藥、止痛藥、及照X光時所用的顯影劑等，對腎功能亦有不好的影響。但一般醫師，都會注意，鮮有狀況發生。這些藥物的使用時間，也要夠久，才會達到損害腎功能的情形。即使腎功能開始下降時，趕快將藥物停止，一般來說，還是會部分恢復的！

但我們一般在糖尿病的病友身上所使用的藥物——包括降血壓、血脂肪及血糖的藥物。沒有一項是會損害腎功能的。相反的，倒是有一些藥物，在腎功能不好時，不能使用。

很明顯的，前面有介紹到，糖尿病的嚴重併發症之一，就是腎病變。若是我們給予病友的治療藥物中，有損傷腎功能的副作用，那麼給這種藥物，有沒有意義呢？這豈不是跟我們的治療目標相違背？舉個例子來說，像血糖藥物可以把血糖降低，但同時會傷害腎臟，如此我們在治療什麼呢？若這些藥物真的會如此，那麼那些製造藥物的大藥廠，豈不是會被病人控告，甚至賠償大量的金錢？這種情況，當然是不可能的！

真正會影響腎功能的，除了上述少部分的藥物之外，在糖尿病病友主要還是血壓、血脂肪及血糖這三項。糖尿病病友常用的藥物，目的就是降低血糖、血脂肪及血壓，如此才能降低腎臟受傷的機率，保護腎功能！

西藥方面，坊間都可以買到藥典，上面會把一般性的藥物，一一列出其副作用與發生的百分比。因此，有興趣的話，應該自己準備一本藥典，這樣有問題時，才可隨時查詢。翻開藥典，大部分的藥，都可以看到可能會有的副作用。因此，不要對這些副作用太過敏感。畢竟一個藥研發出來，已經經過了很多人的使用，這些副作用的發生，是只有在少數的人身上才會見到的。大部分的副作用，不是很嚴重，與醫生討論過後，只要將藥物停起來，應該就可以緩解症狀了。另外，有關中藥的部分請詳閱第15章。

糖尿病無法斷根

目前為止，尚未有任何一種藥物，可以讓糖尿病「斷根」。糖尿病本身是一種遺傳的疾病，因此不容易「斷根」。若真的有某種藥物，能讓糖尿病消失，那麼千千萬萬的糖尿病患者，會因此而得到解脫！但目前的結果，都令人失望！我們對糖尿病的瞭解，仍然有限！而真的能發現糖尿病奧秘的人，一定是諾貝爾獎的候選人！

㈩口服降血糖藥物

口服降血糖藥物，目前有四種。有很多病友認為口服降血糖藥物是「胰島素片」，其實這是一種錯誤的觀念。胰島素是蛋白質，將蛋白質吃到胃裡，會被胃酸變性掉。就好像牛奶變酸、變壞一樣！因此胰島素是不能吃的。

這四種口服降血糖藥物，作用都不一樣。我們病友一定要稍做瞭解，然後才能記取藥物的好處，並將壞處避免掉。

磺胺類藥物

磺胺類藥物（Sulfonylurea）因可以殺死某些細菌，在早期被當成消炎藥使用。結果發現有些病友在用了這些藥物之後，血糖有降低的現象。因此，利用這種特性，磺胺類藥物便被用來治療糖尿病。

作用

磺胺類藥物的作用主要在於刺激胰臟分泌胰島素。第二型糖尿病的病友，胰島素不是不夠，而是作用不好。因此胰島素的量，可能比正常人還多，但卻不能將血糖降到正常的範圍。

磺胺類藥物可以刺激更多的胰島素分泌出來，雖然胰島素的作用不佳，但至少量多還是可以降血糖。因此可以說是「以量取勝」。

表面上看起來，服藥之後血糖降了，但是同時糖尿病的患者得到了另一種「高胰島素血症」。「高血糖症」即是糖尿病，會傷害身體，那麼「高胰島素血症」呢?事實上，也會。當然沒有像糖尿病那麼的嚴重，但對血管硬化等，也不太好！

表13.1 磺胺類藥物

商品	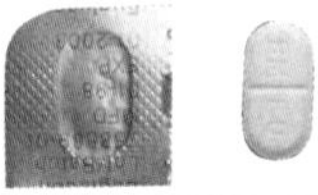	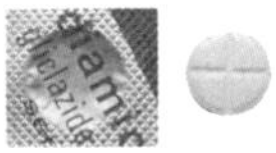	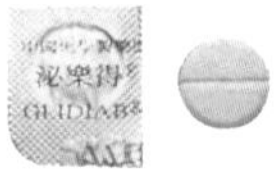
商品名	Euglucon	Diamicron	Glidiab
成分(劑量)mg(學名)	Glibenclamide(5)	Glilazide(80)	Glipizide(5)
中文名稱	優爾康	岱蜜克龍	泌得樂
最大用量(顆)	4	4	4
藥物作用時間	12	12	10
給藥方式(次/每日)	1—2	2—3	2—3

種類

這類藥品的學名總稱，叫做**Sulfonylurea**。中文翻譯成磺胺類藥物。而其中常見的種類見表13.1。

此表用法：

1 中文名稱雖然好記，但較不實用。因大部分的醫護人員，不會知道藥物的中文名稱。

2 藥物的作用時間，非常之重要。口服降血糖藥物常引起低血糖，且每次發作，時間都很久。主要還是因為藥物作用時間很長。

3 藥物到底一天要吃幾次，是根據其藥效而來的。舉例來說，若是效果較長的藥物，一天只要服用一次即可。反之，效果較短的藥物，有時一天就會要服用二至三次。因此不可隨意改變藥物服用的方式。有些病友將短效的藥（一天應吃三次）改成只在早上吃一次，那麼到了下午時，就會因為沒有藥物的作用，造成危險的情形，不可不慎。

副作用

低血糖

最常見的副作用為低血糖。低血糖會發生的原因，是一個相對的問題，要不就是藥物劑量太多，或者就是病友吃的食物量太少。

吃東西規則的病友

糖尿病本身是一個深受年齡影響的疾病；換句話說，隨著年齡逐漸增長，糖尿病會變得較嚴重。所以若是藥物的劑量固定不變時，效果會逐年打折扣。所以血糖在同一藥物的劑量下，雖逐漸升高，但幅度很小。若是病友本身進食的量、習慣固定，應該不太會有低血糖的情況發生。

但有一種情況例外，就是腎功能不好的患者。因為長期的糖尿病，往往會使得病友的腎功能逐漸變差。若是平常沒有習慣定期檢的話，也許大部分的腎功能已經喪失了，病友還不自知！在這種情形之下，很多需要經過腎臟排出體外的藥物，就無法排出，在體內造成堆積的現象。口服降血糖藥物，就是其中的一種會受腎功能影響的藥物。也正因為藥物的堆積，腎功能不好的病友很容易產生低血糖。因為大部分病友藥物的劑量，都已固定一段時間了。所以，要是真的劑量太多時，平常時早就會低血糖了。所以吃東西規則的病友，出現低血糖時，大多是因腎功能不好！

吃東西不規則的病友

另一些病友，則不是因為藥物過量的問題而引起低血糖。他們低血糖的原因是因為吃東西不規則。有時太多，有時太少。當然太多時，血糖就會升高，相反地，太少時，血糖就會降低。

這種病友的血糖，好像在坐雲霄飛車，血糖忽高忽低的，控制得很差。糖尿病的病友，吃東西很不自由，雖然無奈，但絕對不可任性。高興吃就吃，不高興吃就不吃。這種病友發生低血壓，多因吃東西過少時才會如此；跟吃東西規則的病友，有明顯的不同！

因為磺胺類藥物的作用時間，大部分都很長。因此若有低血糖的現象時，除了要找低血糖的原因之外，就是要治療了。補充糖分，是主要的治療方法，因為病友低血糖的症狀，在一補充血糖之後，很快的就解除了，因此治療不是個問題。但很多時候，醫護人員或是家屬，在病友清醒後，認為已經沒有危險了，反而容易掉以輕心。但事實上，血糖藥物的作用尚未結束，很可能過了一段時間，又再度發生低血糖的症狀。因此，若是因服用降血糖藥物引起低血糖時，一定要觀察一兩天，等到低血糖的症狀都消失後，才可讓病友出院，或是回復正常作息。當然，要避免低血糖再度發生，就是要將低血糖的原因排除掉才可以，如固定飲食、減少藥量等。

體重增加

由於磺胺類藥物會刺激胰島素的分泌，而胰島素的主要作用又是儲存能量，因此長期吃磺胺類藥物，會有體重增加的副作用；當然；這對糖尿病控制是不好的。

其他

其他一些較輕微少見的副作用。例如輕微肝炎、腸胃道不適（噁心、嘔吐、腹瀉）、皮膚過敏起疹子、白血球減少、肝指數上升及光過敏的情況亦會發生，但較少見。在此再一次的提醒病友，不要因為這些副作用，而不服用藥物，這樣子是捨本逐末，不合邏輯的，因為這些副作用比起洗腎、中風、心臟病或截肢來說，算是「小巫見大巫」！。

什麼樣的病友不能服用磺胺類藥物

什麼樣的病友不能服用磺胺類藥物？茲分述如下：

1 高血糖、高滲透壓昏迷及高酮酸中毒的病友。

2 第一型糖尿病的病友。

3 有重大急性疾病的病友（中風、心肌梗塞、肺炎），或是接受中大型手術的病友。

4 孕婦。

5 主要器官衰竭的病友（肝硬化、心臟衰竭、腎臟衰竭）。

國外旅遊應如何服藥？

近年來台灣出國的人非常的多，因此這也是一項重要的課題！但因各國時差問題，再加上每人吃藥的種類及時間都不一樣，因此很難有統一的方式，跟病友解釋。但以最遠的美東（紐約）做例子，跟台灣差了十二個小時的時差。若是晚上由台北出發到了美國是傍晚，感覺上已過了一天了（因晚上出發、晚上到），但實際上飛行時間只有十六至十八個小時，因此不足一整天，到底要不要再依美國的時間服一次藥呢？若此時再吃一次藥（或再打一次針）的話，可

表13.2　雙胍類藥物

商品	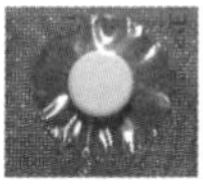		
商品名	Metformin	Glycoran	Glucophage
成分(劑量／學名)	Metformin	Metformin	Metformin
中文名稱		糖克能	庫魯化
最大用量(顆)	12	12	6
藥物作用時間(小時)	5—6	5—6	5—6
給藥方式(次／每日)	2—3	2—3	2—3

能前一次藥物的劑量，尚未排出體外，後面的一次藥物又吃進來了，因此會造成低血糖。所以，大原則便是寧可少吃一到兩次藥，也不要多吃，主要是為了避免低血糖。

少吃藥，血糖可能會高，短時間不會有問題。但多吃的話，可能會立即造成低血糖，危險性相當的高。

雙胍類藥物

雙胍類藥物（Biquanide）（見表13.2）這個奇怪的名詞，是一個翻譯的名詞。在一九七二年發現這類藥物中的一種Phenformin會引起乳酸中毒——它是一種嚴重酸鹼不平衡的疾病，往往會致命，因此這類藥物在美國就被禁用了。但在歐洲Phenformin的兄弟——Metformin卻一直繼續使用，直到最近（一九九八年），美國的食品藥物管理局，才對Metformin的禁令加以解除。

Metformin這類藥物，主要的作用機轉是為「改善胰島素抗性」。聽起來很難理解，但前面有說過，第二型糖尿病的病友胰島素不是不夠，而是增加。但這些過多的胰島素，作用卻不好。就好比說有刀子，可以切割東西，但刀子不鋒利，而Metformin可以改善這種情形。相對於磺胺類藥物來說，它較合乎生理的作用機轉。

當然，因為它不是刺激胰島素分泌，而是改善胰島素的作用，因此在第一型糖尿病病友身上，亦會有效。

這類藥物的唯一較明顯且與眾不同的副作用，便是腸胃道不適，偶爾會有起疹子的情況。

至於哪些病友不適合服用這類藥物呢？大致上與磺胺類藥物相同。尤其是肝功能不好的病友，更要注意，因為很可能會造成乳酸中毒。

這個藥在台灣並不是第一線的藥物，主要是很多醫師都已習慣一開始時便使用磺胺類藥物。事實上，Metformin是一種較好用的藥物。

表13.3　阿發——醣側鏈分解酶抑制劑

商品	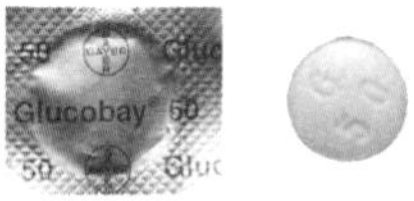
商品名	glucobay
成分(劑量／學名)	α-glucosidas inhibitor
最大用量(顆)	6
給藥方式(次／每日)	3

阿發——醣側鏈分解酶抑制劑

阿發——醣側鏈分解酶抑制劑（α-glucosidase Inhibitor）（見表13.3）又是一個複雜的名詞。阿發（α）是表示這個醣的結構位置。如前面所說過，酶則為酵素的另一種名稱。

我們吃的食物中有很多多醣類。顧名思義，多醣類當然比單醣類（葡萄糖、果糖）或雙醣類（麥芽糖）來得複雜。需要一些特別的酶來分解。否則多醣類在體內是無法被吸收的。

聰明的人類，想到了一個魚目混珠的方法，利用這種藥物的結構極端類似多醣類的特性，讓此藥物跟「阿發——醣側鏈分解酶」互相結合，進而使他失效。等到真的多醣類由食物中吃到腸道時，反而沒有阿發——醣側鏈分解酶能來分解它們了。

換種方法說明，本來多醣類要靠酵素來分解。但現在酵素都跟藥物結合了，無法分身。因此多醣類在體內不會（或減少）被分解！這就是它降血糖的機轉。道理很簡單，卻大大有用處。

服用的方法是在飯前咬碎了，與飯一起服用。最大劑量一天可服用到十二顆。

此藥目前剛在台灣上市，必須要其他兩種口服降血糖藥物（前述兩種藥物）吃到最大量，且空腹血糖大於二〇〇毫克／百毫升的病友，才可服用。另外在注射胰島素的病友，已用了大劑量但仍控制不好時，也可使用此藥，但對這類病友，健保尚未給付。希望在不久的將來，能將這類病友納入給付的標準。

在副作用方面，因這種藥物只有大約10％被吸收入體內，因此所會造成的副作用很少，大多數的病友會有腸胃道脹氣、不適等症狀。

Troglitazone

另外還有一種藥物Troglitazone，其作用機轉亦是屬於改善胰島素抗性，進而使胰島素的作用變好，血糖降低。這種藥物在國外已上市，目前在台灣還沒有上市，可能在不久的將來，我們這裡的病友也能夠用到此藥。

㈩ 注射藥物——胰島素

胰島素是人體本來就有的荷爾蒙，由胰臟的貝它（β）細胞分泌。這點，在前面的章節中已經說過了。數十年前，我們還是用豬的胰島素，在注射的部位，常會出現紅腫的過敏現象。有些人甚至還會出現脂肪增生或萎縮之情況，造成一個腫塊或是凹陷，相當不好看。但現在用的都是人體胰島素，而很少再見到了。

注射胰島素的原因

很多病友一聽到要注射胰島素，就排斥不已，甚至說「我寧死都不打針！」，總是認為「一開始打會打一輩子」，或是「越打越嚴重」，這些也都是不正確的態度。何時需要打針，決定權不在醫生，而是在病情。打針的時機，有下列幾項：

1. 高血糖高滲透壓昏迷及高酮酸中毒的病友。
2. 第一型糖尿病的病友。
3. 有重大急性疾病的病友（中風、心肌梗塞、肺炎），或是接受中大型手術的病友。

4 孕婦。

5 主要器官衰竭的病友（肝硬化、心臟衰竭、腎臟衰竭）。

6 口服藥物失效的病友。

因此是否要打一輩子的胰島素，端看您打針的原因為何了？若是打針的原因是可以回復性的，如前三項原因的病友，病情日後會好轉或解除，因此當然可以在穩定後改成吃藥。

相反的，若是後三項理由的話，因這些原因不會變好，是不可抗逆的傷害，因此無法再改成服用口服藥物了。

是否打針，看病情不是看醫生，亦不是看病友的意願。當病情到了一定的程度時，就必須要打針。若是病友拒絕此項治療，也許不會立即出問題，但時間一久，一定會對身體造成傷害的！若該打針時，病友害怕而拒絕打針時，不妨問自己一個問題：「怕打針的我，怕不怕中風呢？怕不怕洗腎呢？」鴕鳥心態會害了自己的！

很多時候，病友不打針的結果可能是中風而心肌梗塞或是腎衰竭。這些都不是病友或是家屬所願意或是能夠承受的。作為醫師的我們，實在有必要跟病友及家屬做進一步的溝通，病友不願意打針是可以體諒的，其原因不外乎是「怕痛」、「怕麻煩」。但是我們可以建議病友想像一下：糖尿病的併發症，痛不痛、麻不麻煩呢？

說服病友

說服病友還是要有技巧的：

1. 糖尿病衛教護士扮演了一個重要的角色。由醫師、家屬與糖尿病護士，輪流的跟病友解說，採取車輪戰法，讓病友聽多了，習慣了，好接受。
2. 必要時，由醫師或護士示範一次，自行注射給病友看，然後再幫病友注射，讓病友消除恐懼。

3 由於大多數的病友，是因為口服降血糖藥物失效，而需要打針。因此跟病友解釋，若打了一個月之後，真的不適應，可在改回來服用口服藥物，大不了血糖又回復原來控制不良的情況，但若在注射一個月之後，血糖降了下來。此時再問病友，處於血糖一〇〇至二〇〇毫克／百毫升的情況之下，較舒服？還是二五〇毫克／百毫升以上的情況，較舒服？當然一般的病友在打了胰島素後，會發現其實不會那麼的痛，同時也會發現，血糖低時，人體較舒服，因此很少有人會再願意回到吃藥的情況。但對於肝腎功能不好的病友，就無法答應病友，不適應的話，可以再回復吃藥的狀況了！

我們還是有遇到病友無論如何都不打針，而一味要求醫師開口服藥物；可是這時開的藥，對病友來說，可能已是「毒藥」了！要求醫師開「毒藥」，我們怎樣開得下手呢？這些病友請務必要瞭解！雖說打入體內的胰島素還是會造成「高胰島素血症」，使得病友的心臟血管產生疾病的機率增高。但遇到類似的問題時，別忘了一項重要的原則，「兩害取其輕」。因為即使是「高胰島素血症」會造成某種程度的傷害，也不比糖尿病所造成的影響嚴重。

副作用

嚴格講起來，胰島素既然是人體本來就有的賀爾蒙，應該是不會有副作用的。但若是使用過多時，還是會讓病友有低血糖的現象產生。通常這種情況發生於病友進食不穩定，有時吃得多，有時吃得少的情況。因此在本書中，一直在強調我們要有「固定飲食」的習慣。

理想化，是在每天同一時間，吃一樣的東西。驗血糖，也是要在一定的時間。當然這是不可能的，但是照著原則做，「雖不中，亦不遠矣」！

另外的一個「副作用」就是，在注射胰島素後，可能隨著時間的增長，體重會慢慢增加。

胰島素的分類

雖然胰島素的廠牌形形色色，但「萬變不離其宗」。主要可分為兩大類：一是短效的；一是中效的。當然，過去還有一種是長效的，但因為很少用到，現在在市面上都已經買不到了。另外，之所以會有中、短效的分別，目的為的是要模擬人體真正胰島素分泌的狀況。當然，這種模擬自然界的狀況，不是完全的相似，但也足夠應付血糖的升高了！

事實上，瞭解英文名字相當的重要，因為在於胰島素瓶子上面是由英文標示；這種標示不是太複雜，應該不會很難瞭解。所以花一點時間去瞭解它，是值得的事情。

中、短效胰島素

「短效的胰島素」英文名字是**Regular Insulin**，簡寫成**RI**。短效胰島素是外觀透明的。所謂的「短效」，指的是吸收較快，作用時間較短。注射後，大約半個小時吸收，然後三個小時達到最強效果。八個小時左右，效果消失。

而中效的胰島素英文簡稱為NPHI。由外觀看起來，中效的胰島素為混濁的液體，是因為其中加了魚精蛋白，這種蛋白質會讓胰島素在皮下吸收的時間變得較長。短效的胰島素則因沒有加這種蛋白質，因此吸收的時間就較短。

不論胰島素是何種廠牌，都可以用此種方法去分辨是短效或是中效的。中效胰島素的最強藥效，大約在八個小時左右，藥效持續十八個小時左右（見表13.4）。

瞭解藥效的時間長短，非常重要。原因有三：

1 病友在打針之後，胰島素作用逐漸增強，短效的在三小時左右，中效的在八個小時左右，血糖會降到最低。此時就是測量血糖的最好時機，目的是要看注射胰島素是否能夠控制好血糖，換言之就是要查胰島素的最強效果的時間。

表13.4　中、短效胰島素

產品	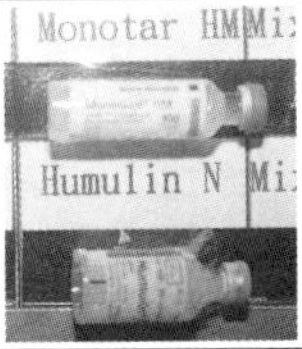	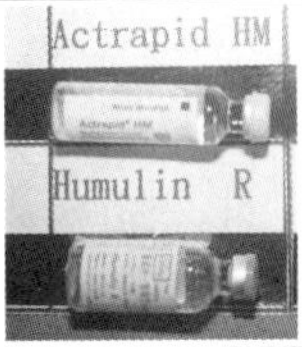
種類	中效胰島素	短效胰島素（小時）
最大藥效（小時）	8	3
藥效持續時間（小時）	18	8

註：注意看的話，可以看見中效胰島素藥水呈混濁狀態，而短效胰島素則呈透明狀態！

2 因為很多病友，在注射胰島素後發生低血糖。發生的時間，就是在作用最強的時候。因此我們知道藥效作用時間，可以預測在注射後，何時可能會低血糖，而加以預防。

3 有些病友血糖高到四〇〇至五〇〇毫克／百毫升以上，為了要短時間之內將血糖降到理想的範圍時，就要藉助短效的胰島素。在注射之後，也是需要隔三個小時，再驗血糖，看其效果如何。

至於，胰島素的劑量調整的方式，下面將會有更詳細的說明。

混合型胰島素

因為注射胰島素需要一定的瞭解與技巧。雖然不是很困難，但很多病友情緒上就已排斥打針。若是病友還沒開始打針，就介紹中效跟短效，又是哪個先抽，哪個後抽的，病友一聽就混亂了，會讓自行注射的接受度，更加的低。

為了方便病友起見，現在有預先將短效與中效的胰島素混合好的劑型，讓病友一開始打針，只要知道一種中短效混合的劑型便可。等到病友注射順利後，也許不需要再調整注射方法或劑量，便可一直注射下去。若是要調整的話，再教導中、短效的觀念時，此時病友較易學習。

一般來說較常見的混合型胰島素是禮來公司及諾和諾得公司所製造的（見**圖13.1**）。中、短效胰島素可以「清澈」或「混淆」來分辨，但混合型胰島素亦是混濁的，因此在外觀上很難與中效型胰島素分辨，因此一定要向醫師問清楚，到底是哪種劑型。

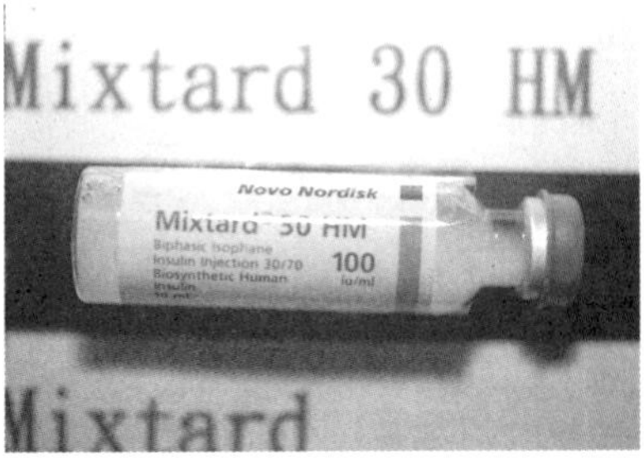

圖13.1　Mixtard Human Insulin是將短效及中效胰島素依照30：70的比例，互相混和在一起。主要的目的是方便病友能夠自行注射，不需熟習如何抽取兩種藥水。

混合劑型的胰島素，比例不一。大多是七〇的中效比上三〇的短效。

在談到胰島素注射的方法之前，要先強調糖尿病衛教護士在這方面所扮演的角色。很多病友批評醫師看病看得不仔細，每一位病友看不到三分鐘，話還沒講完，藥就開好了。雖然醫師要負很大的一部分責任，但目前台灣的保險體制，也只能如此了。若真的看一位病友要花十分鐘的話，後面的病友，就會齊聲抗議！每一位病友，都希望醫師看到自己時，看仔細一點，然後看別人時，看得快一點。

大部分的病友，病情較穩定，所以只要大概上看看目前各方面的狀況是否正常，就可以了。但有很多病友有許多的問題，甚至各種的併發症。這時候，就不是三言兩語可以說得清楚的，可能要花上一段時間。有些時候，我會把辦公室電話留給病友，讓病友在門診以外的時間，打電話給我，好詳細的說明、解釋病友們的問題。但即使如此，一位醫師的能力、時間還是很有限，因此我們需要糖尿病護士的幫忙。糖尿病護士的角色，在醫院中非常的重要。她們可以補足醫師的有限功能，深入基層去瞭解病友的需要，並幫病友解決問題。例如教病友如何注射胰島素、如何照顧自己的腳等！糖尿病護士跟營養師，是照顧病友的第一線，沒有了她們的幫助，糖尿病病友的照顧，絕對是不完全的！

胰島素注射器

一般傳統注射胰島素空針

胰島素的空針，分為三種，分別是三〇、五〇及一〇〇單位的（見圖13.2）。胰島素的空針，跟一般的注射針不同：（1）它的刻度精密；（2）它的針尖極細；（3）

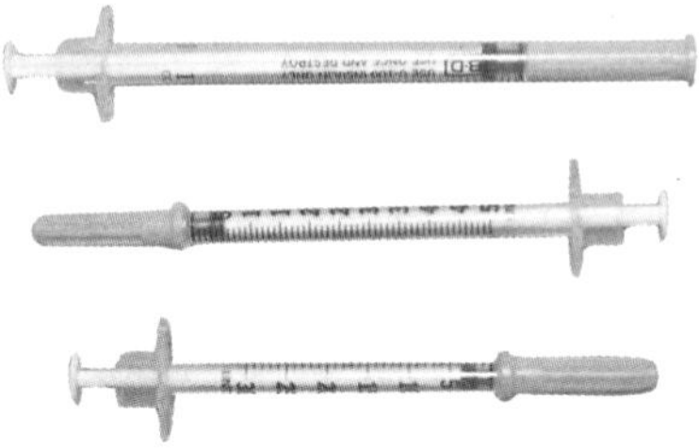

圖13.2　胰島素的注射針筒，由下至上，分別是30、50及100單位的針筒。

針頭與針筒處無接縫或空隙，目的也是將誤差減到最低。

選擇適合的針

胰島素打的劑量少時，就應用小容量空針；劑量較大時，才用較大的針筒。舉例來說，若是注射二十五單位胰島素時，就應選擇三○單位的空針，而不要用到一○○單位的。因若用一○○單位的空針去抽二十五單位的胰島素，自然容易有誤差。一點點的誤差，就可能會造成病友嚴重的後果，因此要避免這種情況的發生。

胰島素的空針的針頭，是不可以碰觸任何東西的。在注射時，一定會會碰到皮膚。但因皮膚消過毒，所以沒有關係。但其他任何的物體，若接觸到針

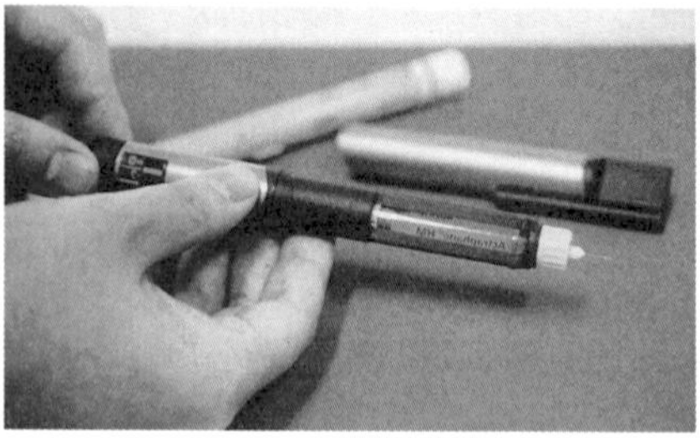

圖13.3　胰島素注射筆針。圖中可以見到玻璃瓶，此瓶中裝的就是胰島素。筆針的後端，有一可以轉動的部分，即是由此轉動的格數來調整注射劑量，可以讓糖尿病患者不必依靠視力來注射。

頭，就算是被污染了，不要再用了。一隻針頭，一般說來可用三至四次，但病友都會要求醫師多開些，每支針只使用一次，就拋棄不用。

雖然一支針只有台幣幾元，但每人每個月要用的空針數目，算一算下來也蠻可觀的。對於環保及整個健保的支出，實在是有些浪費。因此除非針頭變鈍，打起來會疼痛時，否則應該可以多用幾次。幫健保省些支出，其實對自己、對社會都有好處。

筆針

筆針（見圖13.3）即是把胰島素裝在一玻璃瓶中，計有兩種劑型：〇・五毫升（五〇單位）及一・五毫升（一五〇單位）。再把整瓶的胰島素，放置在「筆針」中。這種筆針，要決定打多少劑量的方式，是用

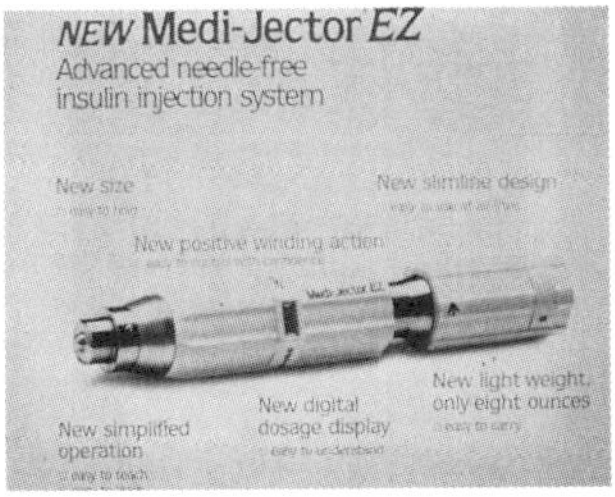

圖13.4　空氣鋼針。注意圖中的針，沒有針頭。完全靠空氣的壓縮力將胰島素注入體內。因此針體是用不銹鋼製造的。但因成本較高，健保亦沒有給付，所以不是很普遍。

轉動幾下筆身來決定。通常轉動一下，是兩個單位胰島素。因轉動時會發出聲音，因此眼睛不好的病友，不需要再去看刻度來決定打多少劑量。非常適合糖尿病合併眼底病變的病友使用。但使用成本較高，且目前建保尚不給付此種注射器。

空氣鋼針

還記得小時候打預防注射疫苗吧？空氣鋼針（見圖13.4）即是用高壓空氣，將所需胰島素注入皮下。這種鋼針，其實是一種很好的設計，一來因為沒有針頭，可以避免病友在開始接受注射時的懼怕。二來是注射時，雖一般的空針不會很痛，而空氣鋼針疼痛更輕微。雖然成本較高，一支要兩萬多元，但可用數年之久；其實仔細算起來，花費也不算高。

胰島素微電腦幫浦

胰島素微電腦幫浦（見圖13.5）是用高科技作出來的產品，可以說是最接近自然的「人工胰臟」。主要的設計是將胰島素裝置在比隨身聽還要小的幫浦中，經由一條管子連接到一個很細的針頭，此針頭打在肚皮上面，用不透水的膠布

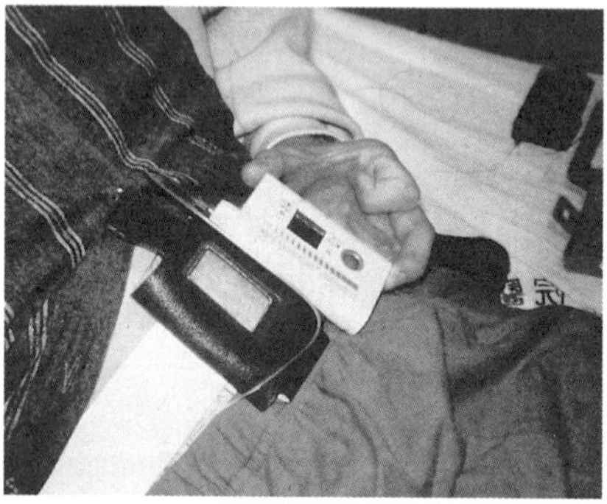

圖13.5　胰島素微電腦幫浦大小如一隨身聽。胰島素置於其中。主要的特色是能將胰島素用兩種方式注射，一是24小時，隨時隨地注射一基準胰島素劑量。二是在吃食物之前，再依食物的量，給予胰島素。如此注射胰島素，才是真正的模擬胰島素分泌狀況。目前是最佳的控制方法，但成本過高，且需要病友具有高度合作度與知識，才能使用。

包好，最長可以一週不必換針頭。洗澡時，可將小電腦拿下，再用膠布將身體上的針頭包好，也不會透水。

此幫浦經一微電腦晶片控制，有兩種注射計量。一是持續的給予人體所需的基本量的胰島素（注意！是持續的給予！）。二是在每次用餐前，根據食物所含的卡路里，再行注射一定劑量的胰島素去將飯後的血糖控制住。所謂的注射，並不是再另外用空針打胰島素，而只是在小電腦上有一個按鍵，依需要的劑量按幾下，便會由小電腦中注射您所需要的劑量。

這種「人工胰臟」，其實是目前控制血糖最精密的方式了。好處是血糖控制會接近正常，且病友不需每天注射。但壞處是較易有低血糖，成本也較高，同時需要病友主動積極的去學習相關的技巧與知識，並不是每一位病友都可以勝任的。

注射胰島素的方法

胰島素一瓶是十C.C.。每一C.C.是一〇〇單位，所以一瓶胰島素有一〇〇〇單位。這是一個非常重要的觀念，一定要牢記！

在問到病友打多少胰島素時，很多病友會說：「我打十C.C.。」其實，他的意思是十單位，但往往講成一〇〇單位，既有趣又危險。這種時候，應該給予一個正確的觀念教育。

剛開始時，醫師多會用較小的胰島素劑量開始去測試，然後按照病友的血糖反應，去調整適合病情的胰島素劑量。不要覺得奇怪，很多時候，醫師也不知道病友該用多少劑量，全靠嘗試，才有可能會精確，但若是每天注射二〇單位的胰島素，一瓶有一〇〇〇單位，應可以注射五十天之久。

注射方法

通常注射方法在注射胰島素時，有其一定的方法與步驟（見圖13.6）：

1 洗淨雙手（整個過程當中，針頭部分，除了消過毒的瓶口外，不可以碰觸到任何東西）。

2 將胰島素的瓶子平放在手掌中，用另一手輕輕的將瓶子滾動，使得胰島素能混合均勻，不要晃動太厲害，因為會起泡沫，有了泡沫之後則會影響針筒吸取的準確度。

3 用酒精棉球將瓶口橡皮消毒。

4 拿出空針，將針筒推桿拉到要注射的劑量處。

5 將藥瓶放置在桌上，然後垂直打入空氣。

6 慢慢的將藥瓶反轉過來，然後抽到所需的劑量；若不小心抽到空氣，應

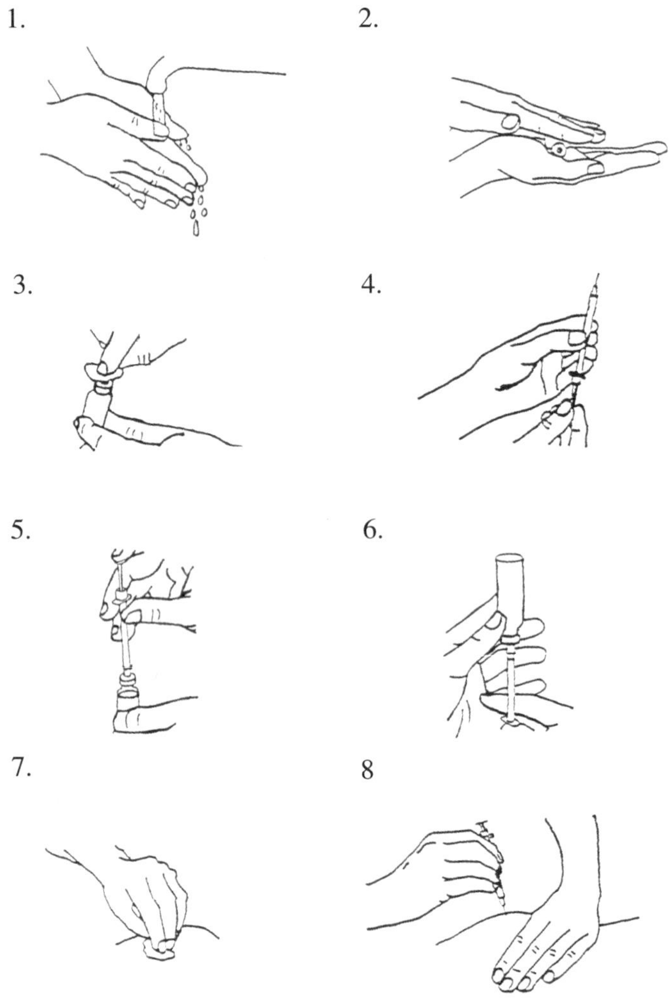

圖13.6 胰島素的注射方法。

將抽入的胰島素打回，再抽一次，如此數次，直到沒有氣泡為止。若同時有注射中效及短效的胰島素，則應切記下列步驟的順序：先打所需劑量的空氣到兩藥瓶中（中效與短效加在一起的空氣）→再將空氣分別打入兩藥瓶中→先抽取短效的胰島素→再抽取中效的胰島素。以上的順序不能弄亂。舉例說明：如需打十單位中效胰島素、五單位短效胰島素，則需先抽十五單位的空氣。十單位的空氣打入中效胰島素藥瓶中，剩下五單位打入短效胰島素藥瓶中（為了排氣，才好抽胰島素），然後再先抽五單位的短效胰島素，最後才抽十單位的中效胰島素。

7 用酒精棉球擦拭要注射的部位。

8 用握毛筆的方式拿起針筒，再用另一手輕輕捏起要注射部位的皮膚，以49至90度的角度，將針全部插入。皮膚較薄的地方，因怕刺到肌肉層，因此要45度角插入，而皮膚層較厚的地方，則可以90度角插入針頭。插入針頭後，一定要回抽。若回抽有血液流出，則表示針頭在血管中。此時不可注射，一定要回抽之後，沒有血液回流，才能注射。接著放下皮膚，輕輕注入胰島素，再將針頭拔出。然後將針頭拔出，用酒精棉球壓住十秒，不要揉。

注射部位

注射部位如圖（見圖13.7）。會如此分為那麼多部位的原因，主要是因為怕胰島素重複在一個地方注射後，會讓該處的皮膚產生硬塊、脂肪增生或脂肪萎縮等現象，進而影響了胰島素的吸收。

每塊注射區域的特性不同，分別敘述如下：

1 手臂：吸收較快，但面積較少，雖

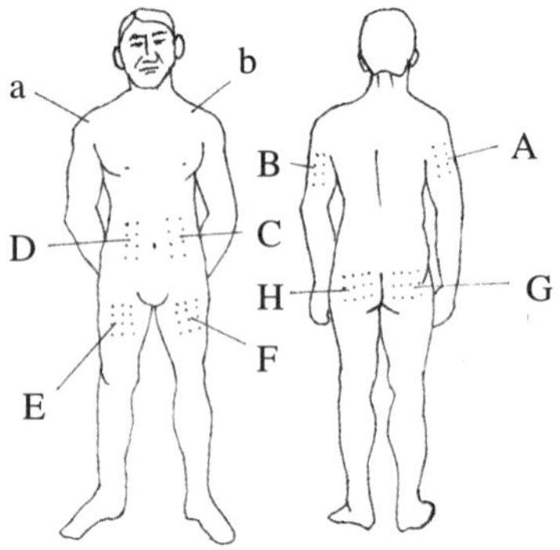

圖13.7　胰島素的注射部位。每一個英文字母代表一區，每區約有八到十個注射部位，分別用小點來表示。每一點代表一次的注射部位。

因人而易，但若以兩公分直徑，大約可畫出八個注射點，為了瞭解起見，我們分別給予一至八的編號。

2 腹部：吸收較快，面積較大，可畫出十二至十六個注射點。我們給予一至十二或一至十六的編號。

3 大腿：吸收較慢，面積較大，可畫出十二至十六個注射點。我們給予一至十二或一至十六的編號。

4 臀部：吸收較慢，面積較大。可畫出十二至十六個注射點。我們給予一至十二或一至十六的編號。

大原則是，「每次注射同一區域」，直到每一點的輪過一次。然後再換區，依次由第一區開始到最後一區。例如：一月一日打左手臂的第一點，一月二日打左手臂的第二點。於此類推。等到打到左手臂的第八點時，換成右手臂的第一點、第二點。

在同一區注射全部的點後再換區，才可避免因為不同區造成吸收速度不同，而影響到胰島素作用的缺點。

一般說來，糖尿病護士處，有一種特殊的紀錄表格，可以向他們索取後，自行記錄。但若是打了一段時間的針之後，自己已經很熟練了，就不需要再做記錄了。

如何驗血糖

注射胰島素的病友檢驗血糖的時間，與吃口服降血糖藥物病友的時間是不一樣的。

注射胰島素的病者驗血糖的時間，若是以早餐六點半、中餐十二點、晚餐六點進餐時，則驗血糖的時間應該是：早上六點半（飯前）、早上十點半、下午四點半、晚上九點半。

而口服藥物的病友則一律是空腹或三餐飯後兩個小時驗血糖。

為何會有這種差異呢？因為在注射胰島素的病友，我們希望知道注射了短效及中效的胰島素後，他們的作用如何，以便調整藥物劑量。如果稍加注意，我們就可看出，早上十點半是短效胰島素作用最強的時間。下午四點半是中效胰島素作用最強的時間。有些病友在晚飯前若注射一次胰島素的話，九點半時驗的血糖可以觀察到胰島素的效果為何。這就是驗血糖時間如此訂定的原因。

相對於胰島素的注射，口服降血糖藥物就沒有這麼麻煩了。因口服降血糖藥物藥效很長，因此只要驗飯後兩個小時的血糖即可。

胰島素劑量的調整

根據上面驗血糖的時間，我們才能調整胰島素劑量（見圖13.8）。

若是空腹的血糖高，應調整（或加上）晚飯前混合胰島素的劑量。

若是早上十點半的血糖高，應調整（或加上）早上短效胰島素的劑量。

若是下午四點半的血糖高，應調整（或加上）早上中效胰島素的劑量。

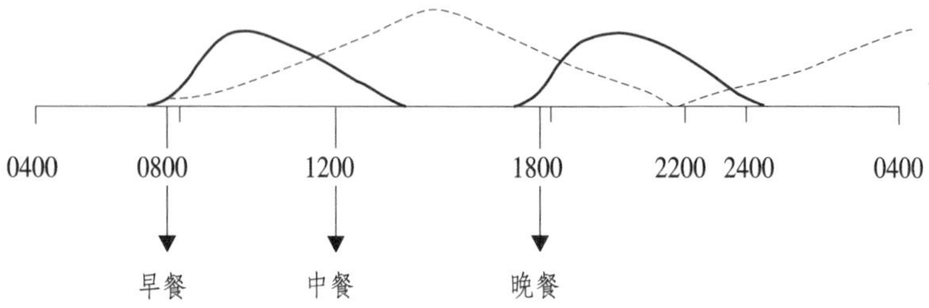

圖13.8　胰島素注射後，身體中濃度的圖示。實線代表短效胰島素的濃度，亦即其效果。而虛線代表中效胰島素的濃度。由此圖可以大約瞭解，早餐前打了短效的胰島素後，三、四個小時後，應該要驗血糖。因十點半左右血糖會降至最低。同理，大約在下午四時半，晚上九時半，都應要驗血糖，如此才能瞭解早上打的中效胰島素及晚餐前打的短效胰島素效果為何！

若是晚上九點半的血糖高，應調整（或加上）晚飯前混合胰島素的劑量。

剛開始注射時的原則

1 儘量注射混合型的，因為方便、容易被病友理解。

2 一天注射一次即可（除非血糖無法控制）。

3 口服降血糖藥物還是可以配合使用，以免胰島素劑量太高。

國外旅遊要如何注射？

因台灣現在出國旅遊的人很多，因此出國旅遊的用藥方法，也是一個重要的問題。但因各地時差不同，所以沒有一個可以統一的方法來說明。

如何保存胰島素

胰島素是一種蛋白質，性質相當穩定。平常時，置於陰涼，避免直接日曬的地方即可。當然儲存在4至10度的地方，例如冰箱的下層亦很好。有些病友會為了保存較久起見，將胰島素放置在冷凍庫中，這樣做是錯誤的。遇到這樣低的溫度，胰島素會變性而壞掉。

坐飛機出外旅行時，應將胰島素隨身攜帶，不要跟行李放在一起。因放置行李的貨艙，溫度變化大，亦會讓胰島素變性。

舉例來說，若一位病友，一天注射一次胰島素。由台灣到美國西岸舊金山，晚上七點的飛機，台灣時間第二天清晨五點到（美國當地時間是下午三點）。因此若以台灣時間為準，到達美國後，要再注射一次。可是面臨到要吃晚飯（因美國時間是下午三點）及睡眠的問題，很難去拿捏，此時乾脆就不要注射，因注射後，可能會造成低血糖，反而危險。若不注射，就會有十二個小時沒有藥物控制血糖，血糖可能會高，但總比低血糖要來的安全。

當然第一型糖尿病的患者，危險性會較高，此時就應該跟您的醫師商量一下，在此很難做進一步的建議。

注射胰島素的病友，非常需要家人的支持。病友本身已深為疾病所苦，家人應該多多體諒。不但要給予精神上的支持，而且要在實際上對病友的病情有所幫忙。例如，家人在病友剛開始注射胰島素時，可以先幫忙打針、記錄、驗血糖。對於需要多少劑量的胰島素及注射部位，都應有一定的瞭解。甚至於若是病友不幸有突發狀況時，家人可以提供醫師一些關於病友的資訊，這點非常的重要，也非常的簡單，應該所有的家屬，都能支持且做到才是！

最後，還是要提醒病友們，自己的飲食習慣，一定要跟營養師請教。最好能夠抽個時間去上課。

所謂的「上課」，並不是要每天去，去上個一年。而是上個幾堂課之後，終身受用。等到知道怎樣才能吃出健康後，就一定要儘量遵守。這樣，醫師才好幫您調整藥物。否則，今天吃一碗飯、明天吃三碗、後天不吃。如此的進食習慣，是不可能將血糖控制好的！不但如此，還很可能因為進食過少，造成低血糖的情況！不可不慎！

14

糖尿病併發症的治療

談到洗腎時，很多病友會說：「一開始洗，就要永久洗了！」別忘了，是尿毒症在先，而洗腎在後。並不是洗腎引起尿毒症的！

另外，到了尿毒症時，病友都是非常的不舒服，我們可以跟病友先溝通好——「先洗洗看」。當然，絕大部分的病友，一旦開始接受洗腎後，就不願再回到之前沒有治療的情況中去了！

糖尿病併發症的治療

糖尿病所引起的一些併發症，前面已經有詳細的敘述，但並沒有講到它們的治療方法。現在就介紹一下每種併發症的特殊治療方式。

治療的方式，分為兩部分。一是「慢性期」，亦是所謂的預防期或急性期過後的時間。在這段期間，併發症的可怕結果，可能還沒有發生或已經穩定。因此治療的目標是讓慢性併發症的結果延後或是不要再發生第二次。

另外一項則是「急性期」。即慢性併發症的結果已經發生了，此時幾乎已都是不可回復的傷害。因此治療的方針，則是如何將傷害減少。

不論慢性或是急性期，最重要的，亦是最基本的，便是控制好血糖、血壓及血脂肪。另外一些合併症的治療，並不是在本書討論的範圍，如果病友們真的遇到的話，還是應該跟您的專科醫師請教才是！

⊕ 中風

中風可以分為兩種：一是阻塞性的；一是出血性的。

阻塞性中風

中風之後的急性期

一旦中風，可以說無藥可治，只有用一般保守性的治療，注意控制腦壓、水分的給予外，並沒有特殊的治療方法。

目前有一種藥物（tPA）可以打通血管。若病友能在三小時之內，送到醫院，接受此種藥物治療，則可能會對日後受損的腦部，有所幫助。惟目前健保尚不給付。

中風之後的慢性期

對因中風而喪失的腦部功能，事實上是沒有任何的治療可言，因為腦部一旦損壞，便永遠不會回復了！因此主要的治療方式，還是預防再一次的中風。

目前主要的藥物，有兩大類：一是阿司匹靈（**Aspirin**）；另外一種是叫做**Licodin**（商品名）的商品。這兩種藥物，是經過醫學實驗證明，對預防阻塞性中風有效的藥物。

其他的一些增進血液循環的藥物，號稱是可以通腦部血管。這類的藥品，種類繁多，甚至有些藥品的成分是以人蔘抽取物為主。而這些藥物的一致作用便是擴張血管、改善循環。雖然有很多藥物證實了對糖尿病的病友是有一定成效，但亦有很多這類藥品在正統的醫學上，並沒有被證實！因此只能說是一種「味素藥」。服用這類藥物，對身體並不會有傷害，但想要改善神經病變、降低中風機率或是尿蛋白，結果可能會令您失望的。

出血性中風

中風之後的急性期

除了一般的保守性治療之外，若是血塊大於五公分，目前有部分醫師會主張將血塊用較新的開刀技術去定位及摘除。主要還是因為血塊太大了，日後會壓迫到正常沒有受傷的腦部。但還是要看病友的整體狀況適不適合開刀，才來做決定。這些不是本書要討論的主要範圍，在此不多做探討。

中風之後的慢性期

因為是出血性的，所以阻塞性的用藥，在這種病友身上是不適合的，因為有可能會造成更進一步的出血。此期並無特殊藥物可治療！

⊕ 眼底病變

糖尿病的病友，一定要定期接受眼底的檢查。一般在內科醫師處在看門診時，只有看血糖或血壓，因為時間上的限制，很少看眼底的。因此自己要找時間，去給眼科專科醫師檢查一下。眼底病變分為三期，在第7章中已有敘述，現在主要談一下治療：

1 一般內科保守治療：控制血糖及循環改善的藥物是主要的治療方法。

2 專門的問題：依不同問題，會有不同治療，譬如說有新血管增生時，就可能需要雷射將血管破壞掉，以免影響視力。有白內障的病友，可能需要接受水晶體置換手術。但對於很多較嚴重的眼底病變，像是玻璃體出血，並沒有良好的治療方式。一旦發生了，就沒有辦法去改善它了！

⊕ 冠狀動脈疾病

導致冠狀動脈疾病的發作原因，又可以稱為「危險因子」。我們將「危險因子」及其治療，分別敘述如下：

1 家族遺傳：這項危險因子是沒有方法治療的。因為自我們出生，這個因素就發生了，我們只能控制後天的因素。

2 抽煙：要預防冠狀動脈疾病，就要戒煙。抽煙有百害而無一利。

3 高血壓：控制高血壓。

4 血脂肪異常：控制血脂肪。

但若冠狀動脈阻塞一旦發生，就是所謂的急性心肌梗塞，要按照處理心臟病的原則來做（見**圖14.1**）。

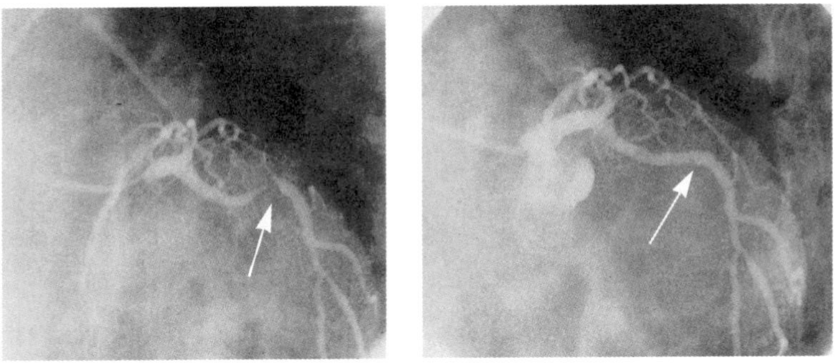

圖14.1　左圖：冠狀動脈右枝因為糖尿病及高血壓而造成堵塞（箭頭所指處）。右圖：在接受過心導管後，血管被心導管上的氣球撐開，血液又開始在部分流通了。冠狀動脈實際上只有3毫米左右的直徑，相當的小。大約有一半的病友，在通過心導管六個月之後，會再度阻塞。

㊉ 腎病變

在尿蛋白尚未發生時

當然還是應儘量的把會影響尿蛋白的因素控制好。如血壓、血脂肪與血糖！並定期檢查尿蛋白。

在尿蛋白已發生時

均衡的飲食此時就有著吃重的

角色了！目前只有一種藥物對尿蛋白證實是有療效的，便是ACEI。在下面的血壓藥中會有介紹，在此就不浪費篇幅了。當然，特別要注意的，是避免一些會對腎臟有傷害的藥物；像某些抗生素、抗癌藥物及血管攝影的顯影劑等，都要加以小心。

在尿毒症時

已經發生尿毒症時，可以選擇三種方式之一來治療：（1）血液透析；（2）換腎手術；（3）腹膜透析。

血液透析

血液透析即是一般所謂的洗腎。很多人很怕洗腎。一聽到洗腎，便是「抵死不從」。但我常會問病友或是家屬，為什麼怕洗腎？對病友來講，洗腎只有兩大部分：一是將兩支針插入手臂上（見圖14.2），將血液放出；另外就是等待，一

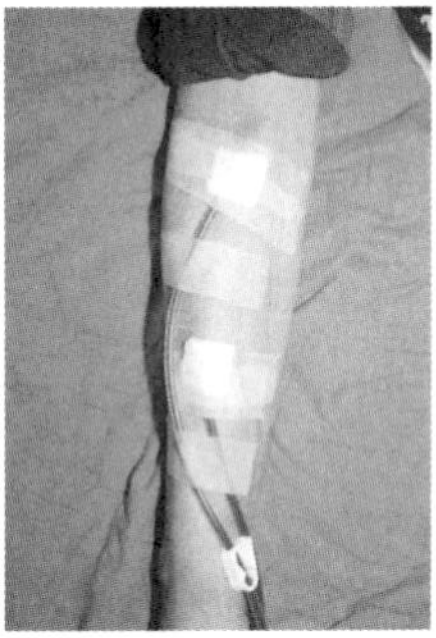

圖14.2　很多病友一聽到洗腎就會無端拒絕。問他們為什麼，大多答不出來。真正洗腎時所會有的不舒服大概就是打入兩支較粗的針吧！此圖就是病友洗腎時，接受打針的狀況。

週三次，每次約三小時。那麼，我們的病友在怕的，到底是打那兩針？還是等待的時間？兩者都應該是不可怕的吧！

很多病友，不知道洗腎到底是怎麼回事，只知人云亦云，一聽到洗腎，就不要。在我解釋了之後，很多病友，就會較容易去接受了。

很多病友會說：「一開始洗，就要永久洗了！」別忘了，是尿毒症在先，而洗腎在後。並不是洗腎引起尿毒症的！

另外，到了尿毒症時，病友通常是非常的不舒服，我們可以跟病友先溝通好，「先洗洗看」。當然，絕大部分的病友，一旦開始接受洗腎後，就不願再回到之前沒有治療的情況中去了！

換腎手術

這種方式，較為困難，因為要有人捐腎，還要能夠通過排斥測驗才可。大部分的病友，是沒有辦法做到這些的。當然，若是能夠接受到成功的腎臟移植，會比較輕鬆。但是還是免不掉定期的門診追蹤檢查，及抗排斥藥物的副作用。

腹膜透析

腹膜透析亦是洗腎的一種。只是說將洗腎的藥水，灌入腹部，經過了四個小時，再將吸收各種體內毒素的藥水，排出體外。如此一天四次。跟血液透析比較起來，各有利弊，但在台灣地區，大部分的病友，多使用血液透析。

很多已進入尿毒期的病友會發現，血糖隨著腎功能逐漸變差而變好。甚至到了需要洗腎時，血糖可不必再用藥物也控制得不錯。這種情況相當的常見，因此病友的血糖莫名其妙的越來越低時，要小心！可能腎功能越來越差了。

㊉ 神經病變

神經病變，可以說是千面女郎。所引起的各種問題，真是不勝枚舉。各種的併發症，大多只能症狀治療而無法斷根。而神經病變的一般治療原則與其他的併發症，並無不同。至於神經病變的本身，雖然有很多藥物在研發，但目前皆無上市。

感覺神經病變

有很多病友深為神經病變所苦，且給了藥物之後，效果不佳。遇到這種情形時，我們會跟病友解釋：「最多再過兩年就好了！」這句話後面的含意，也算是蠻可悲的！因為再過兩年，糖尿病的神經，都已經壞得差不多了。所以不會再有任何的感覺了，因此自然就不會再痛了！

止痛藥

止痛藥的種類繁多，大概有上百種。糖尿病的病友常會有一些神經痛或關節痛的情況發生，因此常會用到這類的藥物。很多人很排斥止痛藥，其實這也是不正確的觀念。只要使用得當，通常止痛藥的副作用相當的少。

常看到報章雜誌或是電視媒體上的廣告說：「不含阿斯匹靈！」好像說，這些不含阿斯匹靈的藥，非常的好。這種觀念，也是誤導了很多人，認為阿匹靈是不好的東西。很多病友到醫院看病時，還特別跟醫生講：「我不要吃含阿斯匹靈之類的藥！」其實阿斯匹靈是一種非常老的藥物。它之所以會存在這麼久，都沒有被新藥取代，就是因為效果好、副作用不大。當然，新的同類藥物不斷的研發出來，還是有些地方比起阿斯匹靈效果要好、副作用要少的！

這類藥品，最主要的副作用有兩方面，一是會造成腸胃道潰瘍。若是有這種情況發生，病友不見得會胃痛。但病友若有腸胃出血時，會解黑色大便。主因為血紅素碰到胃酸會變黑色。因此若病友出現這種狀況，要趕快告訴您的醫師。第二就是長期服用的患者，會造成腎功能不良的狀況。

抗憂鬱劑

糖尿病所引起的神經病變在病友中相當的廣泛。目前真正能斷根的藥物還沒有上市，所以常需借用抗憂鬱的藥物來減輕症狀。因為這類藥物常會造成嗜睡的情形，因此在晚上服用的情形較多。

腹瀉

在神經病變引起的腹瀉藥物方面，Loperamide、Diphenoxylate及 Atropine的效果都不錯。若是大便中出現了油脂懸浮的情況，可能表示是有細菌的滋生，因此用點四環素，可能會有所幫助。

陽萎

國外統計，男性糖尿病患者，大約有35％至70％的糖尿病，都會有這方面的問題。得到糖尿病的時間越久，問題越嚴重。在「威而鋼」還沒有上市之前，使用較多的方法，便是在用局部注射血管擴張劑或用真空的幫浦來改善此種狀況。另外亦可動手術裝個假的（義肢）。目前因前述治療的效果不錯，現在已較少用到了！

威而鋼

威而鋼在最近造成了一陣旋風，大家都在討論它。

在剛開始研發這個藥物時，原本是為了治療冠狀動脈疾病。在做研究時發現，很多病友服用了此藥，性功能大為改善，因此才開始被用來治療陽萎。

它的作用機轉是在讓血管擴張，血管擴張之後，陰莖就會勃起了！

中國人的體格，大概由二五至五〇毫克開始服用。服用時間是在預計要性交前一個小時就要開始，藥效大約可以持續一個小時。除了改善勃起之外，有些病友並認為會延長射精的時間。

目前為止「威而鋼」相當安全，唯一的副作用即是可能會造成低血壓。當然其他副作用目前尚待觀察。不過此藥並不是對每一位病患都有效，若是血管的肌肉都已纖維化，則可能效果不好。

若沒有陽萎，是不必要去服用「威而鋼」的，因為它並不是「春藥」。

威而鋼不是每一個人吃了都有效。大約只有56％的男性病友，在服用藥物之後認為有改善。因此不要抱持著太高的希望。若是本身血糖、血脂肪或是血壓沒有控制好，而只想靠藥物，是一種捨本逐末的方法。

神經性膀胱病變

若得到神經性膀胱病變時，病友會無法解小便。此時藥物的治療效果不是很好。每次解完小便後，就會留下一些殘餘的小便在膀胱中，引起發炎。雖然

Bethanechol 與 Phenoxybenzaime，可以降低殘餘的尿量。但若是效果不彰時，只好用自行導尿的方式，每隔三個小時導一次尿。雖然聽起來很恐怖，但也沒有更好的辦法。

若連自行做導尿都無法做到時，只好放一個長期留置的尿管。這種尿管雖然方便，但也不是完全沒有合併症，如是尿路感染即是。再不行的話，可能要藉助開刀，將膀胱口劃開，來解決問題了！

⊕ 糖尿病足

預防

糖尿病足的預防，是一門很大的學問。平常時，就應該常跟糖尿病護士多多請教。這些在衛教的課程中都有。不能等到出了問題時再來處理，那就來不及了：

1 避免皮膚乾裂：沐浴後擦乾足部，在足背擦上乳液並在趾縫間放置羊毛，避免潮濕。

2 避免水泡的形成：尤其在穿新鞋時，要特別注意，要穿襪子。

3 修剪指甲時，最好用金剛砂的銼刀。視力不好的病友，應請家人或專業人士幫忙。

4 出外散步時，一定要穿鞋。運動鞋較皮鞋要好。

5 若有雞眼發生時，最好不要自行修剪或是用化學藥品來腐蝕雞眼。一不注意，就可能形成傷口。

6 儘量不要穿著緊身襪。坐時，雙腳的姿勢不要交叉，以免血液循環不好。

治療

糖尿病足，依傷口的嚴重程度來區分，總共可以分為六期。前面幾期，可以在家中用口服抗生素及傷口換藥的方式，自行治療。但只要傷口在兩、三天之內，沒有進展反而惡化的話，就應馬上就醫，住院做進一步的治療。

住院之後，除了靜脈注射點滴，給予抗生素之外。傷口的處理亦很重要。若是沒有反應，可能就需要用到高壓氧（目前三軍總醫院有此項設備）或外科手術的輔助了。

若是傷口潰爛的較嚴重，則需要將這些腐敗的組織拿掉，此稱之為「擴瘡術」。

有些時候，若傷口的面積太大，則需補皮。

若是某部分的肌肉、組織全部壞死時，則可能需要截肢了。截肢亦是很難為病友所接受，當然，這也是情有可原。但是身體上有一部分壞死的組織肌肉，不予以處理的話，那麼這就是一個細菌的溫床，會不斷的感染到細菌。即使給予最好的抗生素，也無法將這些細菌趕盡殺絕。

另外，這些壞死的組織會持續的釋放出毒素，侵犯人體，造成敗血症。若是不將這一部分的組織拿掉，則病友的死亡率，將會非常的高。因此截肢，也是一件莫可奈何的事情。

截肢之後的復健，也是一項重要的課題。限於篇幅，不在此討論。

⊕ 其他

糖尿病的病友，很多都合併有一些其他的併發症。因此我們亦需要瞭解到這些藥物的一些基本作用及副作用，以期達百分之百的健康。

首先，最重要的是要知道您自己服用哪些藥物。當然，藥物有很多種不同的「商品名」，雖然成分一樣，但每家藥廠給予藥的商品名都不一樣。很多藥物的「商品名」，連醫師都不認識，何況是病友。但若是統一的用成分的名稱或是學名的話，那麼大部分的藥品，醫師都會很熟。對病友來說，也較方便去辨認。

在下面的篇幅中，會介紹很多藥物。因各種藥物性質不一且種類繁多，實在無法一一列出。只有舉出幾種常用的、較大的廠牌跟病友們介紹，以免有偏向某藥廠之嫌！

以下所列出的表格，如何使用呢？舉例來說明，若某顆藥是二〇毫克，每日使用一次，而最大劑量是每日四〇毫克。意思就是，病友最多可以一天吃一次，但一次吃兩顆。另一種藥，亦是一顆二〇毫克，但每日使用兩次，最大劑量為每日四〇毫克。同理可推，雖劑量一樣，但病友應是每日吃兩次，每次吃一顆。

因此，服藥的次數不可變，這點很重要。有些藥物是長效的，一天只需吃一次，若是病友吃到兩次，則會造成藥物過量的情形。反之有些藥物是短效的，一日要吃三到四次，若病友想減藥，改成一次，則會造成一天中大部分的時間，都沒有藥物的效果。只有在吃藥後短短的幾個小時，會有效果，剩下的時間，等於沒有治療。

再換種方式跟病友們解釋。常用的，且很老的一種高血壓藥物**Inderal**。它是短效的。同樣的成分，有長效的劑型，藥名叫做**Tenormin**。因此，若吃**Inderal**，一天應吃到三至四次，每次一顆。若覺得血壓太高，想要減藥，則應改成每次半顆，但仍要吃三到四次。有些病友會減成一天一次，每次一顆，這種方式是錯誤的，因為它是短效的藥。

反之，一般來說**Tenormin**則不應服用超過一次以上，否則便算是過量。

何謂血脂肪

由於血脂肪過高所引發的併發症與糖尿病有很多地方是重疊的，例如中風及心肌梗塞，因此血脂肪高的人較容易得到腎病變。

血脂肪分為三酸甘油脂及膽固醇兩大類。這兩種血脂肪，都是身體所必需的。功用很多，可以組成荷爾蒙及組織等。腦中亦少不了它們！

血脂肪過高的病友，在現代社會隨著飲食的量多與西化，也是越來越多。

我們一般講的膽固醇，是指總膽固醇而言。在總膽固醇中，又可大致分為好膽固醇（高密度脂蛋白膽固醇，**HDL**—cholesterol）及壞膽固醇（低密度脂蛋白膽固醇，**LDL**—cholesterol）兩種。好的膽固醇將堆積在心臟血管中的膽固醇帶到肝臟消化而造成暢通。相反的，壞的膽固醇，將膽固醇帶到心臟及血管中去堆積而造成阻塞！

正常人的好膽固醇與壞膽固醇的比例，大約是一比四。因此若是一個人總膽固醇稍高一點，表面上是不好的，但在這總膽固醇中，很多都是好的膽固醇時，就沒有關係了！

相反的，若是一個人的總膽固醇在正常的範圍，但其中好膽固醇的比例太少，這位朋友還是得小心自己的身體！

總膽固醇應在二〇〇毫克／百毫升以下，而好膽固醇應在四〇毫克／百毫升以上，越高越好！

另外一種血脂肪便是三酸甘油脂，正常人血中的三酸甘油脂，大約在一六〇毫克／百毫升以下。有不少嚴重的病友，可以高到三〇〇〇至四〇〇〇毫克／百毫升。相對於三酸甘油脂，膽固醇上升的幅度，最多到四〇〇至五〇〇毫克／百毫升而已！

三酸甘油脂對身體的傷害較小，相反的膽固醇則較嚴重。他們增高時，會阻塞心臟及腦中的血管，造成嚴重的併發症！

根據國外的統計資料顯示，膽固醇上升一單位，則中風、心臟病的機率，上升２％。如此算來，假設有一個人膽固醇是二五〇毫克／百毫升。則其中風及心臟病的機率是正常人的兩倍！

血脂肪的藥物治療

HMG-CoA Reductase Inhibitor

HMG-CoA Reductase是合成膽固醇的一個重要的酶。而這類藥物因能抑制

表14.1　HMG-CoA Reductasex Inhibitor類藥物

商品	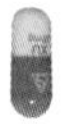	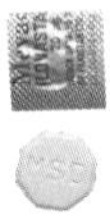	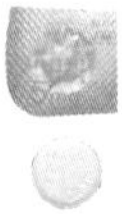	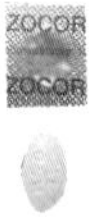
藥名	Lescol	Mevacor	Mevalotine	Zocor
每顆劑量(毫克)	20	20	5	10
用法(每日次數)	一次	一至二次	二次	一次
每日最大劑量(毫克)	40	80	20	40

此酶，所以可以降低血中膽固醇的生成，進而降低其濃度。另外，亦可降低三酸甘油脂。

目前市面上的成藥有近十種，較常用的有下列數種（見表14.1）。

副作用方面

除了一般性的過敏、腸胃道不適之外。較重要的有兩種副作用：一是肝功能異常，在用藥之後前三個月，每個月需驗一次肝功能。若有升高，宜減藥或停藥；其二，便是有肌肉病變的情形。抽血檢查，若見到CPK（肌酸酐磷酸分解酶）升高時，就應立即停用此藥。

表14.2　Fibrate 類藥物

商品	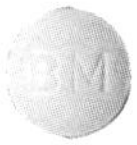	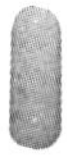	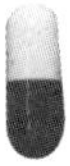
藥名	Bezalip	Lipo-Merz	Lopid
每顆劑量(毫克)	200，400	300	300，600
用法(每日次數)	一至三次	三次	一至三次
每日最大劑量(毫克)	600	900	1200

Fibrate 類藥物

這類藥物，並無適當之中文翻譯名詞。它的歷史也很久了，約有二十五年。因此有許多種不同的同類新藥被合成出來。因種類實在太多（約有四十種不同的商品名），無法一一列出，主要是降三酸甘油脂。亦可降低膽固醇，但效果稍差（見表14.2）。

副作用方面

副作用如一般性的：皮膚過敏、腸胃道不適等。較特殊的有肝功能異常及白血球減少。

長效菸鹼酸

長效菸鹼酸（Acipimox）主要是降三酸甘油脂（見表14.3）。通常一天二至三次，每次二五〇毫克。最高劑量一天可到一二〇〇毫克。商品名為Olbetam。有些人在服用藥物後，會造成皮膚潮紅或搔癢的情形。

以上所列的各種降血脂藥物，通常是可以一起服用的，但要稍微注意，因其副作用會較大。

表14.3　長效菸鹼酸藥物

商品	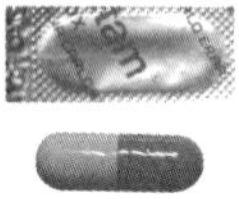
藥名	Acipimox
每顆劑量(毫克)	250
用法(每日次數)	2～3
每日最大劑量(毫克)	1000

降血壓藥物

降血壓藥物的重要性，就如同降血脂藥物一樣。因為糖尿病的病友有很高的比例合併高血壓，且高血壓所引起的併發症與糖尿病很相近。控制不好會有加成的情形產生。

高血壓藥物的種類，比降血脂肪藥物更多。尤其是最近幾年來，對於疾病的瞭解愈來愈多，因此如何去打斷疾病發展的藥物也愈來愈多，每隔一段時間就有一些新藥研發出來。雖然不能說新藥一定比舊藥要好。但很現實的問題，若是藥廠花了十幾萬的美金發展出來一個新藥，竟然沒有比舊藥在藥效方面要強、在副作用方面要少的話，這樣的產品，是沒有辦法賣出去的。因此大致上來說，新藥比舊藥好，這句話是不會錯的。

但有時候，醫師的資訊不夠，沒有能將較新的藥物，給病友用。另一方面，病友有時會覺得吃了一種藥習慣後，就不想再換藥了。其實，這都是不正確的觀念！

有一個很有趣的例子，一九七〇年左右，在美國利尿劑及貝它阻斷劑曾經很廣泛的被用來治療高血壓。當然，血壓一定是降下來了，否則這兩個藥物不會一直被使用。經過了數十年之後，美國的調查顯示，血壓雖有下降，但中風及心臟病的機率，卻沒有因此而降低。為什麼呢？這不是很奇怪的事嗎？理論上講，高血壓會引起中風及心臟病，因此控制好高血壓，這兩個併發症，應該會同時下降，但在這個調查研究中卻沒有這種情形。後來的研究顯示，這兩種藥物，對於血糖及血脂肪會有不良的影響，因此抵消了降壓的效果。

所以，我們作醫師的，一定要經常的接收新知，才能給病友更好的服務。另一方面，病友也要開放心胸，若是有某些新的藥物，不妨跟醫師多商量之後，決定是否要服用，而不要一昧的排斥。

因種類繁多，因此我們只介紹幾種常用的高血壓藥物，一些較不常用的或是較老的藥物，就不在此介紹了。

阿法阻斷劑（α -blocker）

阿法接受器是交感神經的接受器，分布在血管壁上。當受到交感神經刺激時，血管就會收縮，引起血壓增高。因此若能阻斷阿法接受器，血管就會擴張，血壓就會下降。常用的藥物如表14.4。

表14.4　阿法阻斷劑

商品	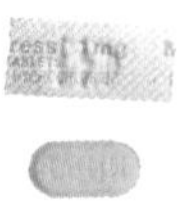	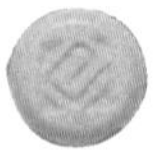	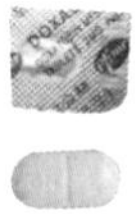
藥名	Prazosin	Terazosin	Doxazosin
每顆劑量(毫克)	1,2,5	0.25,0.5,1,2	1,2,4
用法(每日次數)	三次	二次	一次
每日最大劑量(毫克)	20	8	16

由上表可知Doxazosin是一天用一次的，藥效較長，因此對病友來說，使用較方便。

副作用

這類藥物的副作用很少。偶而會發生改變姿勢造成血壓較低的情況，醫學上稱之為姿勢性低血壓。有些病友服用後，會有暈眩、乏力及嗜眠等情況，但不嚴重。

鈣離子阻斷劑

血管的收縮，要有鈣離子來做媒介。因此鈣離子阻斷劑（Calcium channel blocker）將鈣離子阻斷後，就可以擴張血

表14.5　鈣離子阻斷劑

商品	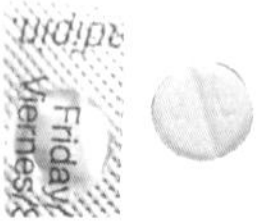	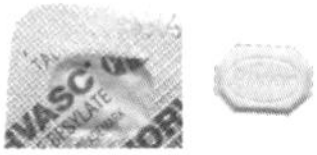	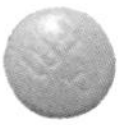
藥名	DynaCirc	Norvasc	Plendil
每顆劑量(毫克)	2,5	5	5,10
用法(每日次數)	二次	一次	一次
每日最大劑量(毫克)	10	10	20

管，然後降血壓，見表14.5。

副作用

一般性的如便秘、心悸、倦怠或失眠等，較特殊的有足部水腫！

貝它阻斷劑

貝它阻斷劑（β -blocker）如同阿法阻斷劑一樣，β受體受到刺激會讓血壓增加。若是能將它阻斷，就可以達到降壓的目的。這類的藥品，上市也已多年了，算是個老藥了。但新的劑型，還是有很多不同的種類，見表14.6。

表14.6　貝它阻斷劑

商品	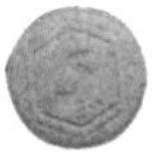	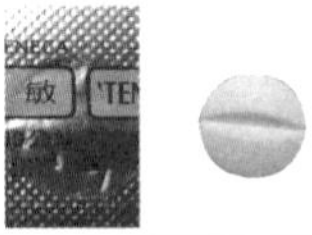
藥名	Inderal	Atenolol
每顆劑量(毫克)	40	100
用法(每日次數)	每日三次	每日一次
每日最大劑量(毫克)	240	100

副作用

這類藥品的副作用計有：頭痛、水腫、臉部潮紅、噁心。但皆不嚴重！較特別的是氣喘病的患者不能服用，另外它對血糖及血脂肪會有較不好的影響。它的好處是有鎮定的作用，同時對心律不整的病友有幫助。

升壓素轉化酶抑制劑

嚴格來說，升壓素轉化酶抑制劑（ACE inhibitor）算是一種較新的藥物，最近幾年才被廣泛的應用在糖尿病病友身上。這類藥物的主要作用機轉是將ACE這種酵素抑制住。ACE主要可以催化升壓素，使血壓升高。打斷了ACE的作用，即可降血壓。

這類藥物除了能夠降血壓之外，另外，它能夠讓糖尿病所引發的尿蛋白，獲得一有效的控制，這也是目前唯一能夠對尿蛋白有效的藥物。因此若是糖尿病的病友合併有高血壓，通常這是第一種選擇的藥物。在心肌梗塞與心臟衰竭的病友方面，也有很好的療效，明顯降低了死亡率與併發症，見表14.7。

副作用

一般性的副作用會讓病友肝指數及腎指數短暫的升高，偶爾會發現有白血球過低的情況。但這些都較少見，最常見的約有十分之一的人會有咳嗽的情形。遇到此種情形，通常是要停藥，才會好轉。

另外，在剛開始使用此藥時，要先考慮到病友們是否有腎動脈狹窄，若是有這種可能性的話，則不可使用這類的藥物。當然這種情形的機率是微乎其微！

表14.7　升壓素轉化酶抑制劑

商品	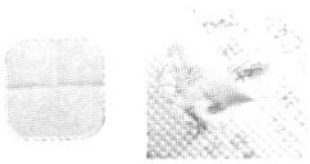	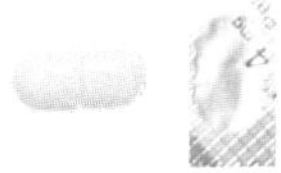	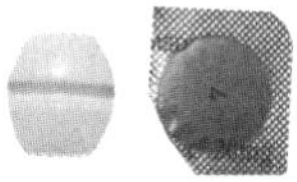
藥名	Captopril	Acertil	Enalapril
每顆劑量(毫克)	12.5,25,50	4	2.5, 5, 10, 20
用法(每日次數)	3	1	1
每日最大劑量(毫克)	450	8	40
商品	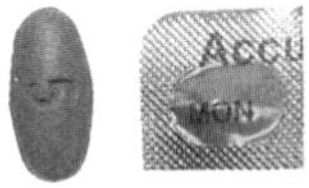	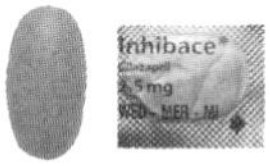	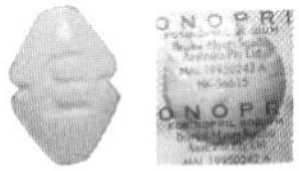
藥名	Accupril	Inhibace	Monopril
每顆劑量(毫克)	5, 10, 20	0.5, 1, 2.5, 5	10, 20
用法(每日次數)	1	1	1
每日最大劑量(毫克)	40	5	40

表14.8　COZAAR（ACE-Ⅱ Inhibitor）

商　　品	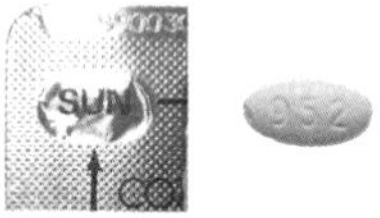
藥　　名	Cozaar
每顆劑量(毫克)	25-100
用法(每日次數)	1
每日最大劑量(毫克)	100

COZAAR

COZAAR（見表14.8）是一個相當新的藥物，作用機轉與上面的藥物類似。劑量大約由二五毫克到一〇〇毫克，因人而異。一天只要服用一次即可，副作用少見。

鎮定安眠藥

失眠在年紀較大的病友中算是一個很常見的問題。跟止痛藥的情形一樣，很多人一聽到安眠藥，就說：「我絕對不吃安眠藥！」但問題是，我們是否應該仔細的考慮，失眠所引起的問題，可能比吃安眠藥還要多！

15

中醫與結語

中國人在兩千五百年前，《黃帝內經》就有了糖尿病的記載。其後歷代的醫書一直都有所記錄，當時皆稱糖尿病為「消渴症」。其中較有系統的介紹，首推宋朝的張仲景。他對「消渴症」的描述如下：「其人一日飲水一斗，小便亦一斗」。這些記錄對糖尿病的現象、性質或是醫療方法，都有一定程度的貢獻。

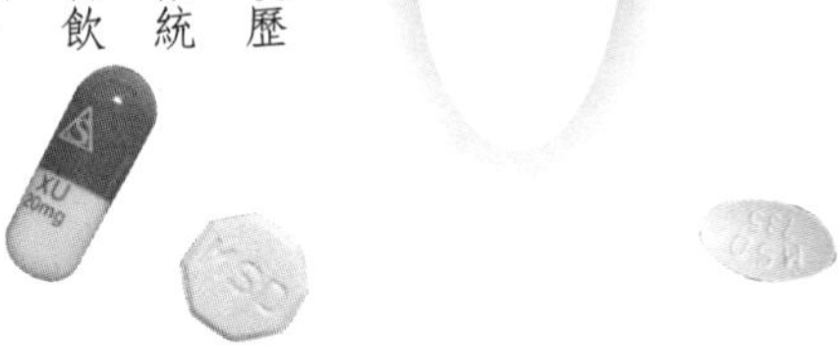

㊉糖尿病與中醫

中國人對於糖尿病的貢獻，雖可以說是很早起步的，但到目前為止，卻是進度落後。

中國人在兩千五百年前，《黃帝內經》就有了糖尿病的記載。其後歷代的醫書一直都有所記錄，當時皆稱糖尿病為「消渴症」。較有系統的介紹，首推宋朝的張仲景。他對「消渴症」的描述如下：「其人一日飲水一斗，小便亦一斗」。這些記錄對糖尿病的現象、性質或是醫療方法，都有一定程度的貢獻。

綜合古籍上對於糖尿病的原因探討，認為其原因可歸納於下列數項：

1 精神神經方面的問題：心理壓力造成荷爾蒙的改變。

2 生活環境與肥胖。

3 酒色：這點較無根據。

4 長期服丹藥：很多的藥物都會引起糖尿病。

以現在的眼光看起來，這些雖然不是全部的原因，但也相去不遠！

中藥較無副作用且可斷根？

古代中國人在糖尿病方面的研究是有一定的貢獻，中藥亦絕對是有效的。但目前的研究方向，仍是以藥物降低血糖的作用為主，而對糖尿病的根本病因較少探討。但這卻是重要的問題！

若是病友想服用中藥，應該找合格的醫院及醫師，多瞭解一下您所服用的中藥藥性、藥效及副作用。然後在服用之後，別忘了測一下血糖，看看控制的情況如何。

若是需要付費的話，可以考慮一下您的經濟狀況，是否能夠負擔？自付的中藥，是否比不付費的其他中藥或西藥來的有效？好在哪裡？都要瞭解！

很多西藥，是由植物中或礦物中提煉出來的，這點與中藥是一樣的。因此中藥沒有副作用的話，由植物、礦物提煉出來的西藥，應該也不會有副作用！

事實上，任何一種藥物，只要能夠「治病」，它就是有作用！而這種作用多一點，就成為「副作用」。中藥既能治病，就有「作用」，既有「作用」，就應注意劑量，避免「副作用」。

其實報紙上，還是不時有中藥中毒的新聞傳出來！

中醫在糖尿病的治療方面，跟西醫一樣，也是除了藥物治療之外，有其他的輔助治療方法：

1 精神療法：避免生氣與壓力。但這點以現代眼光看起來，幾乎是不可能做到的。每一個人，多多少少，都會有壓力！

2 飲食療法：限制糖尿病友的碳水化合物，避免過飽。其中尤其強調戒酒的重要性。

3 體育療法：即是現代的運動方法。

4 針灸療法：是屬於輔助療法的一種。

歷代古書上的記載，大約有八十種中藥可以用來治療糖尿病。但因這些古方的各種成分與使用方法、劑量不一，非常的繁複。因此較不適用於現代社會。

大陸在這一方面做得很好，發展出各種不同的漢方成藥，便於病友服用。並用科學的研究方法，去確定這些藥物的療效。其中較有名的，如降糖甲片、消渴平片，消渴沖劑等。接受實驗的病友，有十八例到四百多例都有紀錄服藥後血糖降低的狀況。

就跟所有的西藥一樣，這些用了藥物治療的病友，並不是每一位患者吃了都有效。大約只有70％的病友的血糖，有所改善。這點跟國內某些廣告上所言的「包醫糖尿病」、或是「糖尿病可斷根」有著很大的不同。

至於血糖下降的幅度，各種藥物不一定，其中如鄺安坤醫師（大陸醫師）用黨蔘、黃耆、先靈脾、苟杞子、熟地、玉米鬚等治療，病友的空腹血糖可由二三七毫克／百毫升降到一六四毫克／百毫升。結果可說相當的不錯。

其他如亞腰葫蘆、番石榴、苦瓜、潺槁、荔枝核及地骨皮等單味藥，在治療糖尿病的療效方面，亦有相當的科學證據顯示有效。

中藥方面所欠缺的，是長期有計畫的研究與國外的認同。希望在未來能由中藥中發現一些成分，可以輔助甚至取代目前的西藥！

⊕ 結語

據研究結果顯示，人類可能有一天能活到二百歲。這個夢想，不是很遠了！但回到現實的環境中，我們還有很多的問題要解決、很多的疾病要治療，因此目前還不能太樂觀。

別的不談，單是人類與糖尿病的戰爭尚是方興未艾。也許有一天我們會知道糖尿病到底有幾種？每一種的原因是什麼？然後我們就可以根據每一種糖尿病發病的原因，做根本治療。但截至目前為止，距離這種理想，還有一段很遠的路要走，十年、二十年、五十年都不一定；同時，也還有很多工作要做。

做臨床醫師愈久，看到各種不同的病友就愈多。有很多病友，在衛教時，他很樂意配合，一說就懂；而有些病友，就要花很多的時間在溝通上了；而其餘的病友，不論你再怎麼與他溝通，他還是無法接受，不相信你的話。一回到家裡，聽到張大伯、李大嬸的偏方，便又開始動搖。通常，這種現象跟學歷沒有關係，全看一個人是否有邏輯，有時甚至連很多高級知識分子，也都會去嘗試一些偏方。

因各種病友對疾病的認知皆有不同，這不禁讓我聯想起——「先知先覺者、後知後覺者、不知不覺者！」當醫師花了很多時間在一位「不知不覺的病友」身上，可說是相當無奈的。對於這些病友，我們就只能儘量去幫助他了。因為離開了醫院，他或許又開大吃大喝、或許又開始停止服用「西藥」！一個人的病情，完全操縱在自己的手上，我們醫護人員是一點辦法都沒有。這些病友，都不瞭解我們看過了太多太多的案例，因為控制不好所發生的併發症，這些併發症的可怕程度，不是一個常人可能承受的！同時，國內、國外所做的幾千位病友的統計數字都歷歷在目！但這些後知後覺、甚至是不知不覺的病友們，都拒絕去相信或瞭解，他們所能知道的竟是只有鄰居的耳語！

由此看來，目前糖尿病醫師最重要的責任大概就是教育病友了。因為做好了衛教，讓每一位病友都能瞭解糖尿病的危害。如此，醫師的藥物、處方將會事半功倍，因為病友們會跟著醫師一起來監督自己。諸如各種藥物的效果、副作用、及糖尿病的併發症……等等，這些都是治療糖尿病的重要常識。如此，才能夠洗刷我們台灣糖尿病死亡率是英國人四倍的不良記錄。這是我們每一位糖尿病醫師及病友的責任。唯有攜手合作，才能夠創造更美好的生活。

打敗糖尿病

元氣系列 04

著　　者／斐　駒
出 版 者／生智文化事業有限公司
發 行 人／林新倫
總 編 輯／孟　樊
執行編輯／范維君
美術編輯／周淑惠
登 記 證／局版北市業字第 677 號
地　　址／台北市新生南路三段 88 號 5 樓之 6
電　　話／(02)23660309
傳　　真／(02)23660310
郵政劃撥／19735365
戶　　名／葉忠賢
網　　址／http://www.ycrc.com.tw
E-mail／service@ycrc.com.tw
印　　刷／鼎易印刷事業股份有限公司
法律顧問／北辰著作權事務所　蕭雄淋律師
初版一刷／1999 年 10 月
初版二刷／2004 年 1 月
特　　價／新臺幣 280 元
I S B N:957-818-037-3

總　經　銷／揚智文化事業股份有限公司
地　　　址／台北市新生南路三段 88 號 5 樓之 6
電　　　話／(02)2366-0309
傳　　　真／(02)2366-0310

本書如有缺頁、破損、裝訂錯誤，請寄回更換。
版權所有，翻印必究

國家圖書館出版品預行編目資料

打敗糖尿病／裴駒著. -- 初版. --臺北市 ：
生智， 1999〔民88〕
面； 公分. --（元氣系列；4）

ISBN 957-818-037-3（平裝）

1. 糖尿病

415.85 88009579